骨盆回正

療癒身心的練習帖

情緒排毒

七大脈輪

動態輕瑜伽

身心療癒瑜伽師
王羽暄 著

骨盆回正，人生才能回正

投身教學十幾年，每一位學生亦是我自己的鏡子，每一位學生也都是我的老師。在學習與教學的過程中，我一直是從我自身與學生的需求出發，不斷的進修與累積，才因此能做到更多的教授與分享。

初期我著重於「皮拉提斯」教學，藉此奠定了深厚身體結構的根基；進而學習「芳香療法」，帶領我發現身體與心靈間微妙的連結；近幾年，我轉換教學方向，開始重視「脈輪」系統跟「經絡」系統，因這是一直被大家所忽略的，卻是身心平衡的關鍵，也因為如此，從身體到心靈，最後回歸身心整合的整體，自前年開始我不斷的飛往香港進行「ATiM 筋膜整體懸吊系統」的課程的訓練，在專業的指導下，這才驚見「筋膜」系統就是整合這十來年身心平衡的關鍵。

近年來的著作我從脈輪的理論基礎下發展，首先我將「情緒」作為了解及應用的第一步，著作了一本《情緒排毒》。再來，因為有很多學生失眠的困擾，因此我將瑜伽睡眠與脈輪結合，讓讀者看見自己心靈與身體的訊息，這部份也在《瑜伽睡眠休息法》裡有詳細說明。而「骨盆」，不管在生理或心靈都是我們的中心！所以這本新著為什麼要將主題拉到「骨盆回正」，因骨盆連結了身體的六條筋膜線和各部位肌肉、神經系統，還有六大脈輪，都是從這裡開始啟動。這也是為什麼一直以來，我都是以骨盆為中心，我們的瑜伽也一直以骨盆為重點。骨盆回正，我們的人生才能回正，骨盆是我們安全感的來源、與內在自己關係的重要部位，開啟自癒能力，就從骨盆回正開始！

「困苦能孕育靈魂和精神的力量——雨果」，所以我深信我的天命，就是學會愛、分享愛。把走過的路與大家分享，和我愛的人分享，我常在上課時和同學們分享：「愛自己，是最重要的事！」不管你正遭遇什麼挫折、困難？亦或是，正處在人生或事業的正面巔峰上；當我們願意愛自己的時候，才能感到被愛。

愛自己，就要從好好照顧好自己的身體開始！

從願意開始傾聽自己身體的聲音開始！

羽暄 @ Taipei

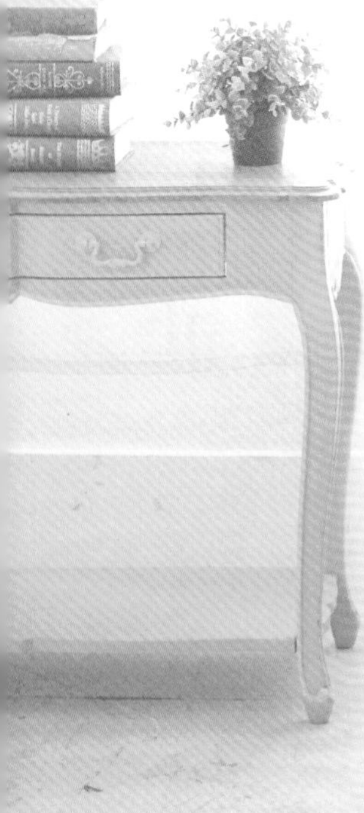

目錄

Part 1 心靈的覺醒，始終來自於身體覺醒

Part 2

讓骨盆回正的動態伸展

上腹輪、臍輪——負責生命的動能 084

橫隔膜呼吸法（3D呼吸法），開啟覺知

心輪——慈悲與愛的力量 098

「哈」呼吸，增加生命的順暢度

喉輪——神經傳導的總開關 112

補充元氣，消除負能量的「阿」呼吸

Part 3 在辦公室也能伸展

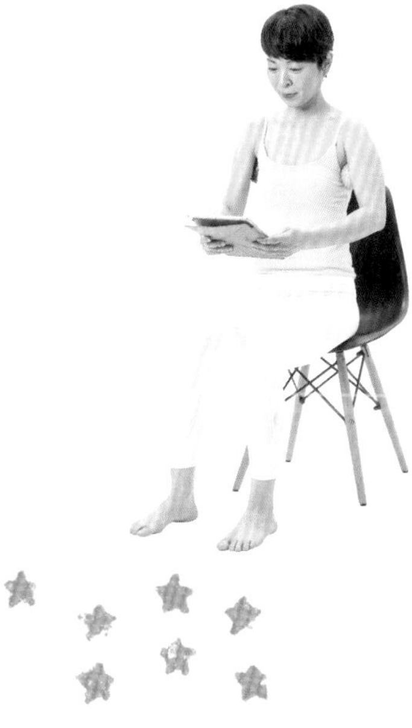

Part 1

心靈的覺醒，始終來自於身體覺醒

生活可以不需要跟疼痛為伍
生命可以進入心想事成
進入內在的覺知，從身體進入心靈

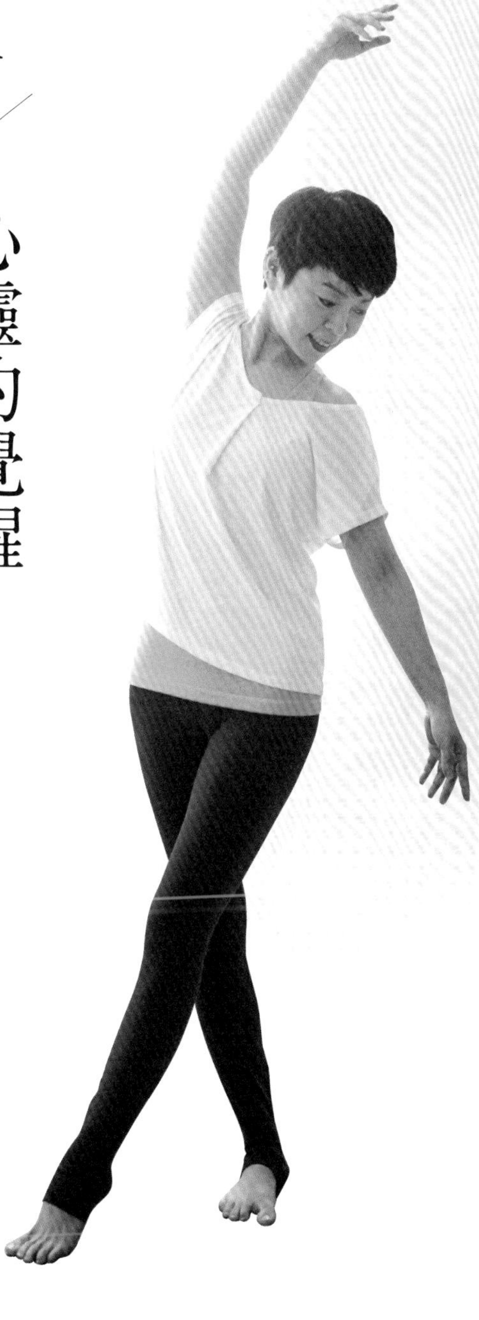

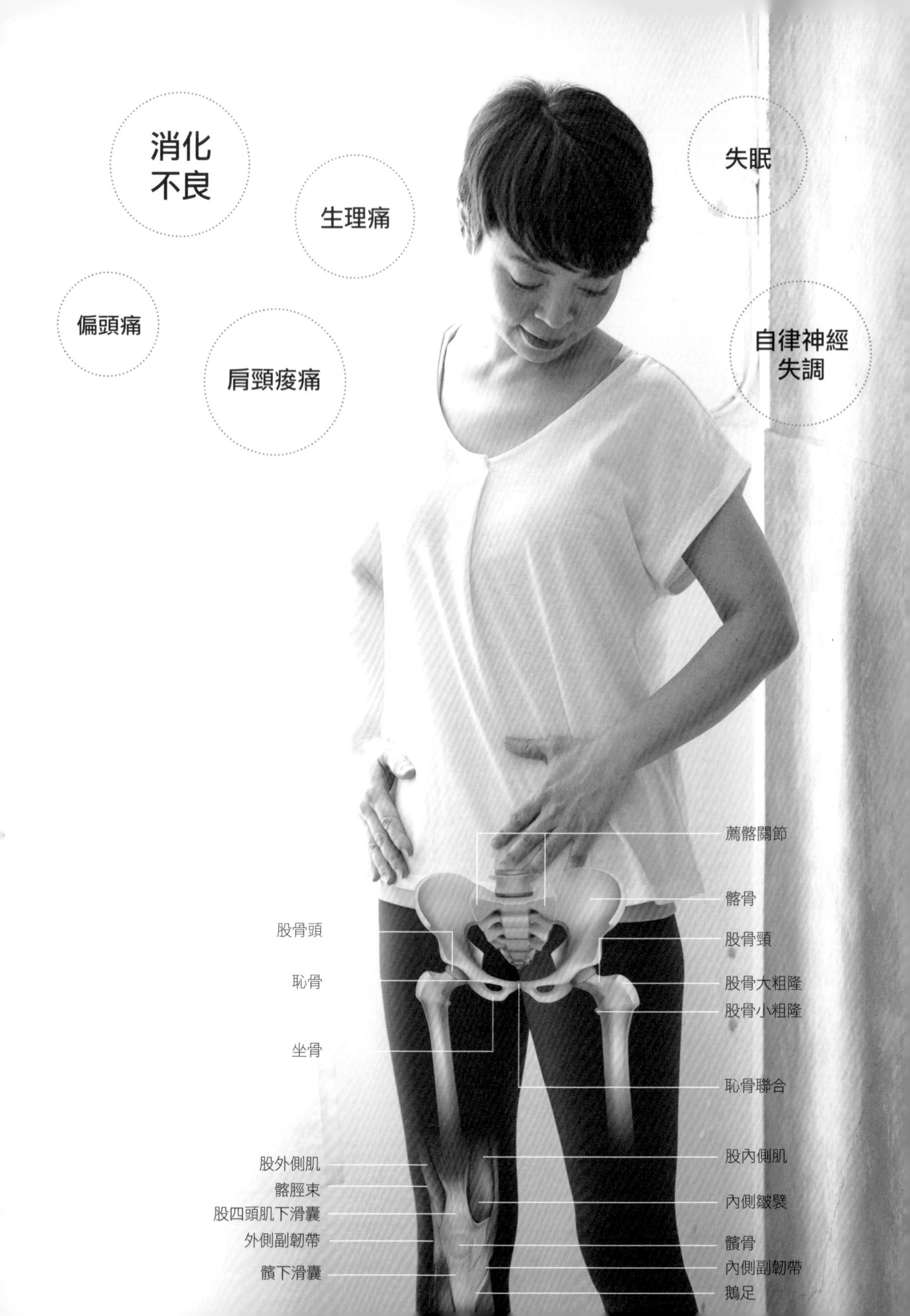
消化不良
生理痛
失眠
偏頭痛
肩頸痠痛
自律神經失調
薦髂關節
髂骨
股骨頭
股骨頸
恥骨
股骨大粗隆
股骨小粗隆
坐骨
恥骨聯合
股外側肌
股內側肌
髂脛束
內側皺襞
股四頭肌下滑囊
外側副韌帶
髕骨
髕下滑囊
內側副韌帶
鵝足

01

骨盆回正了，症狀消失了！

為什麼會肌肉痠痛？

現代人經常這裡痠那裏痛，但為什麼會無法拒絕痠痛來敲門？身體的痠痛問題與體態走位、筋膜張力失衡是主要因素，起因脫離不了「脊椎與骨盆」的歪斜。

每一個骨頭連接在一起的位置，我們稱做是關節，身體關節座落在正確的位置上時，與關節相連接的筋肌膜才能以完美的角度運作，一但這些關節偏離了正確的位置，相關的筋肌膜就會失去原有的平衡，血液循環變差，造成僵硬，而過度使用的部位會產生慢性發炎、疼痛，身體就會開始把脂肪堆積在這些需要被保護的部位，因此變得肥胖與浮腫。

身體全身上下一共大概有三百五十個關節，除了脊椎與骨盆外，其中最為重要的三大關節是由脊椎為中軸的肩關節、髖關節與膝關節，一但其中一個部位失衡，都會相互的影響，不只是疼痛的問題，嚴重時更會影響到神經的傳導，造成臟腑受損。

人體的結構是由頭部、上肢（雙臂／手與肩胛骨）、軀幹（脊椎）、下肢（骨盆與雙腳）這四個主要的部位所組成。骨骼系統又被肌肉與筋膜組織包覆著，而筋膜系統又層層交疊與交錯貫穿在這兩者之間。所以維持這三者間的相互平衡與和諧是非常重要的一個關鍵，缺一不可。

肌肉與筋膜的特性是長期不動或是越不使用，就會變得僵硬缺乏彈性，但如果過度使用，又會造成疲勞而且筋膜會變短。現代的人大多數都長期處在坐姿或是站姿，身體處在相同的姿勢時間越長，肌肉與筋膜系統一方會被拉長變得無力，另一方會因為縮短變得僵硬。這時候就會牽動我們的骨骼系統，只要超過一定的範圍，就會造成骨骼歪斜。由此可知，羅馬不是一天造成的，骨骼的歪斜也是一樣，都是經過長時間的姿勢不良所產生的結果。

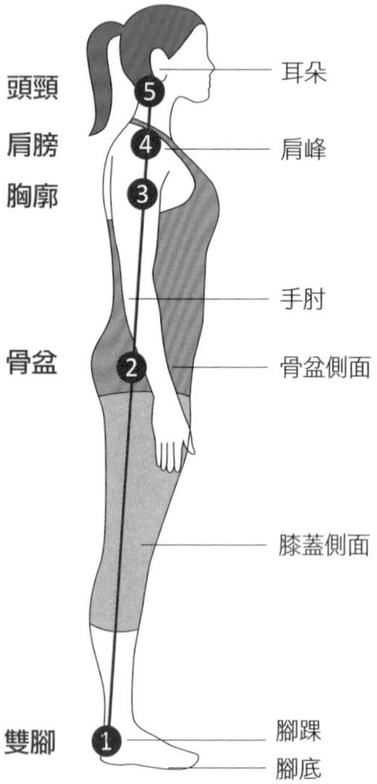

頭到腳檢視一下身體的正位

想像從頭頂的位置垂直的畫一條垂直線一直到地面。重點在於觀察身體排列的位置是不是都會通過這一條垂直線。

良好的姿勢是指這四個部位的骨骼排列方式與順序都在正確的架構下，當骨骼關節在正確的位置，對身體的負擔是最小的，身體可以用最小且有效率的能量來維持正確的體態。但是姿勢不良的時候，身體會用代償的方式來平衡失衡的部位，這時候肌肉與筋膜就會產生不平均的壓力、張力與拉力，並且產生相對應的症狀與痠痛。

平常就要養成維持良好的姿勢的習慣，這是開啟自癒力的首要條件。接下來，我們來看看怎樣才是脊椎、骨盆與三大關節的正確位置吧！

我們一起來看看
造成姿勢不良的原因與症狀，
你中了幾個呢？

- □ **低頭滑手機** →容易造成頭部前傾、烏龜脖／駝背／頸椎疾病／手麻／肩頸筋膜炎／胸悶
- □ **單邊夾電話**→容易造成高低肩／偏頭痛／頸肩筋膜炎／椎間盤突出／脖子酸痛／頭痛
- □ **背單邊包包**→容易造成高低肩／上背痛／脊椎側彎／腰痠背痛
- □ **坐姿翹腳**→ 容易造成脊椎側彎／骨盆歪斜／長短腳／椎間盤突出／長骨刺／膝蓋痛／生理期不正常／生理痛／難受孕
- □ **三七步站姿**→ 脊椎側彎／骨盆歪斜／長短腳／膝蓋痛／退化性關節炎／難受孕
- □ **半躺半坐／側躺沙發**→ 脊椎側彎／骨盆歪斜／長骨刺／椎間盤突出／腰痠背痛
- □ **壓力與情緒起伏大**→ 肌肉、筋膜僵硬緊繃／頭痛／全身痠痛／失眠／難受孕

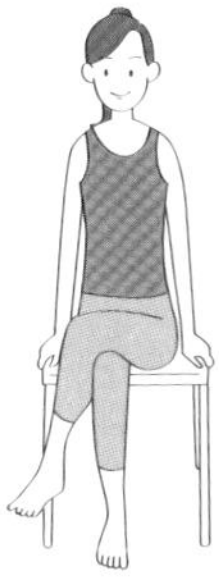

02

骨盆是開啟你的身心療癒之旅

健康，從骨盆回正開始……

人體本來就有一套自己不必靠藥物就可以自我療癒的再生能力。一切的祕密都藏在我們的骨盆裡……

印度阿育吠陀與瑜伽的養生療法中，對於健康的定義在於身心靈三者之間需要達到平衡的狀態才能為之健康，阿育吠陀和瑜伽將健康和疾病看做成是一種平衡與失衡的狀態，如一個人是健康的，那顯現出來的是有活力、充滿能量和快樂的，皮膚跟眼睛也都會散發出光芒，若當一個人處在失衡的狀態，會有疲勞、疼痛、焦慮或失眠，無論有沒有伴隨著疾病，這都是身體給與失衡的訊息，若不加以調整，慢慢的就會衍生出疾病。

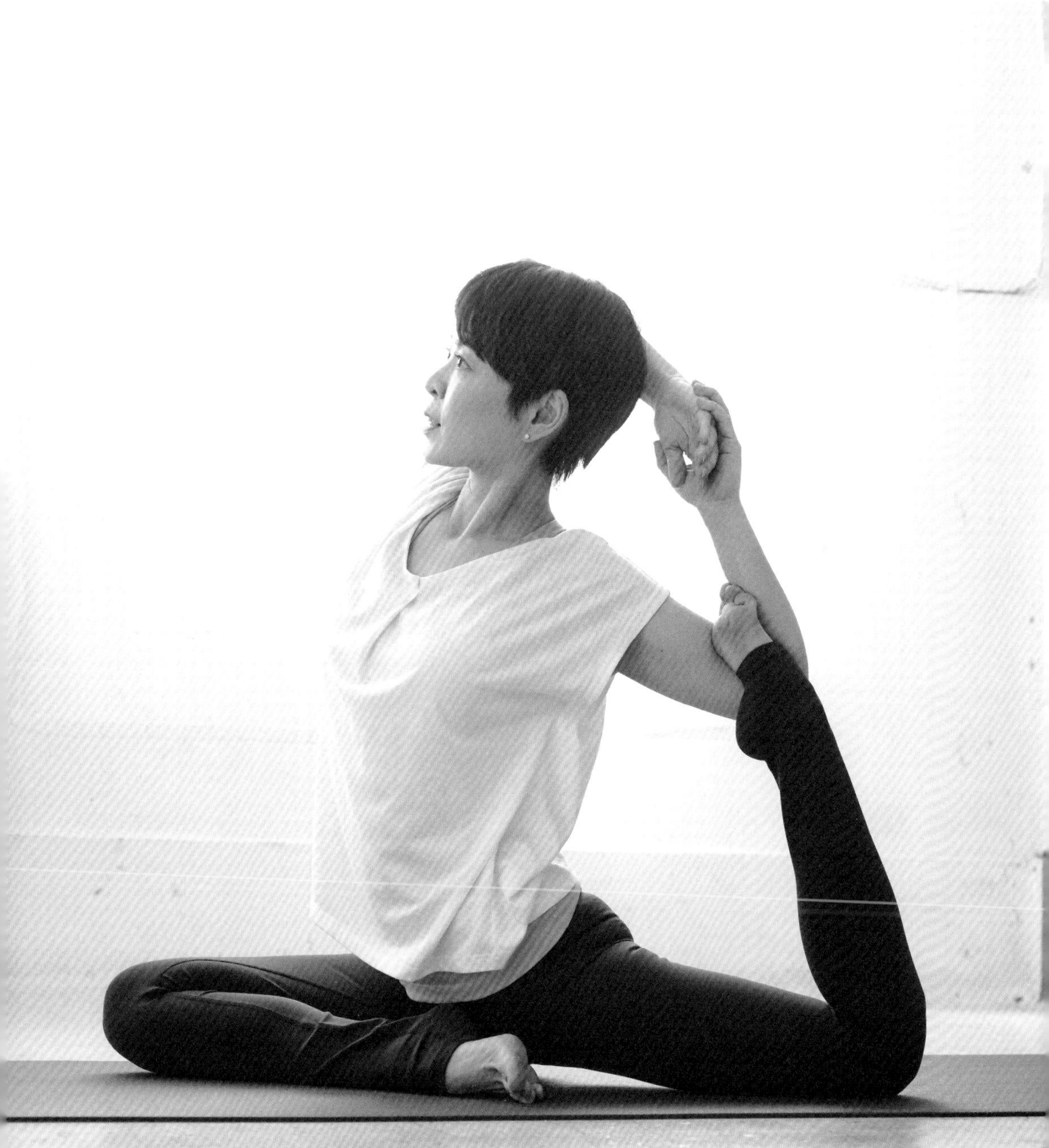

在脊骨神經醫學裡也是講求平衡這一個理論，這樣的平衡除了身心靈三者之間的平衡，包含了脊椎、骨盆、肌肉、骨骼、筋膜、神經傳導等各系統之間的和諧平衡運作。當身體處於在平衡和諧的狀態，各器官可以有效率且正常的運作，我們的情緒與身體將會是舒服愉悅的；但是當失衡時，我們會感到疼痛的發生或是情緒的變化。

自我察覺永遠是身心覺醒的第一步。

近幾年科學家也發現一件事，幾乎所有的結締組織中都有「間質幹細胞」存在，這是具有「修復」與「再生」能力的關鍵細胞，分佈在我們的筋膜裡，和我們的免疫系統息息相關。人體的七大筋膜網絡中，其中就有六條筋膜線都是緊密地與骨盆相連接，我們要讓調節免疫系統的「間質幹細胞」活化起來，就要讓他有一個良好的生長環境，筋膜的特性，是隨著張力、拉力來做變化，所以藥物和營養品對筋膜的健康來說是起不了作用的，唯有靠自己動起來，才能夠活化我們的筋膜，給全身的細胞一個健康的生長環境。

骨盆是生存的根本、生命的基礎。人類的骨盆在構造、功能、情感上都有著非常重要的重要性。骨盆在解剖學是Pelvis，拉丁語源代表的是洗臉盆、水盆的意思。骨盆就像是水盆一樣，主要的功能是用來裝我們的臟器，有腸道、子宮、卵巢等等，是屬於比較私密的部位，它的位置跟活動度更是影響我們姿勢的重要因素。骨盆更是維持軀幹跟四肢之間平衡重要的部位。

骨盆，位於身體的中段，是上半身與下半身兩者之間的樞紐，必須得承受上半身跟脊椎的重量，更要傳遞這些力量到雙腿，同樣的也必須傳遞地面的反作用力從雙腿再到脊椎。也因為這樣，骨盆的穩定對於身心平衡來說是非常重要的。骨盆的結構是由兩塊髖骨、薦骨、尾骨所組合而成。對上連結脊椎，對下透過髖關節與大腿骨連結。

位於骨盆中央的薦骨也是脊椎骨的一部分，由五個薦椎體組成，這五個椎體在出生時是呈現分開的狀態，一直到成長後才慢慢的密合成為一塊倒三角形的形狀，下面連接著尾骨，左右兩側與髖骨結合。髖骨是骨盆結構中最大的骨骼，我們出生時，髖骨是三塊骨骼組合而成，髂骨、恥骨跟坐骨，隨著年紀的增長，這三塊骨頭會開始密合，最後成為一大塊的髖骨。

•與骨盆的連結：薦髂關節

髖骨跟薦骨的連結處是「薦髂關節」，雖然名稱為關節，但是跟其他關節的活動度是截然不同的，薦髂關節是由非常堅韌的韌帶所連結在一

構成骨盆的肌肉群

骨盆底肌肉群可以分為三個部分

1. 深層：骨盆隔膜　由提肛肌與兩側的尾骨肌組成，很像一個漏斗的形狀包覆的骨盆底。

2. 表層：泌尿生殖隔　在骨盆隔膜的更下方（表層），從前方的恥骨聯合網左右兩邊的坐骨結節延伸，形成一個三角形的隔膜，

3. 括約肌／勃起肌：　控制泌尿生殖器的肌肉。

起，所以可動範圍非常小，但是在懷孕的期間，身體會自然的分泌賀爾蒙增加韌帶的柔軟度，骨盆會慢慢地打開來幫助之後的生產。

• 與脊椎的連結：腰薦關節

骨盆與脊椎本就相連在一起，腰薦關節是脊椎中承受最多重量的部位，也是身體最弱的連結，因為關節面小，承受重力大，因此在腰薦關節處周圍有很多條肌肉、韌帶交叉支撐。

• 與腿部的連結：髖關節

骨盆對下透過髖關節與大腿骨作為聯結，髖關節是髖骨跟股骨之間的球狀關節，也是全身最大的關節，更是我們可以站立、行走、讓我們日常生活中行動自如最重要的關節，也因為髖關節的關節窩特別深，周圍有層層的關節囊、韌帶與肌肉包覆與支撐，是全身受力最重的關節。

—核心肌群在哪裡？—

我們常常聽說「核心肌群」要多加鍛鍊，但是核心肌群到底在哪裡？

這些肌群的位置分布在橫隔膜以下到骨盆底，以脊椎為中心像一件束腰般的環繞在我們軀幹的中段，是穩定脊椎與骨盆為之重要的肌肉群。若要控制好身體的每一個移動與穩定，就要從啟動核心肌群開始。

• 核心肌群包含：

①腹肌群：深層的腹橫肌（穩定肌群）、腹直肌、腹內外斜肌

②背部肌群：多裂肌（穩定肌群）、闊背肌、腰方肌

③橫隔膜

④骨盆底肌群

⑤連接骨盆與下肢的腿部肌肉群

因為橫隔膜為呼吸肌群，所以要啟動核心肌群的祕密在於呼吸。

骨盆要達到穩定，除了內外的肌肉群都要有力量之外，連結骨盆的髖部內收肌群、背部肌肉、與骨盆有關係的腹部肌群，如腹直肌、腰方肌、腹內外斜肌與腹橫肌等，也都與骨盆的穩定度有關，**所以要讓骨盆穩定，核心肌群和身體各部分肌肉都必須多加訓練。**

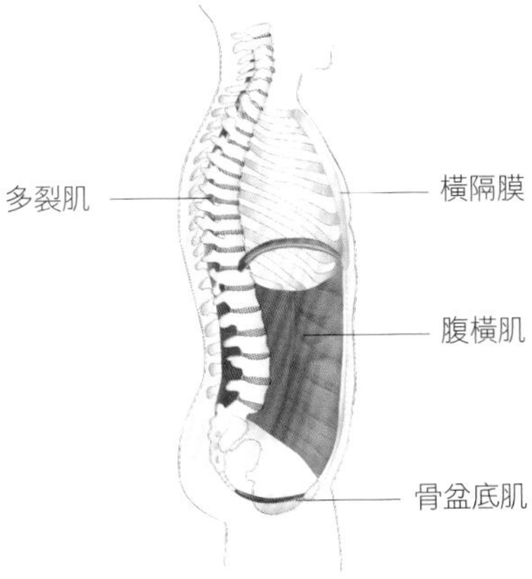

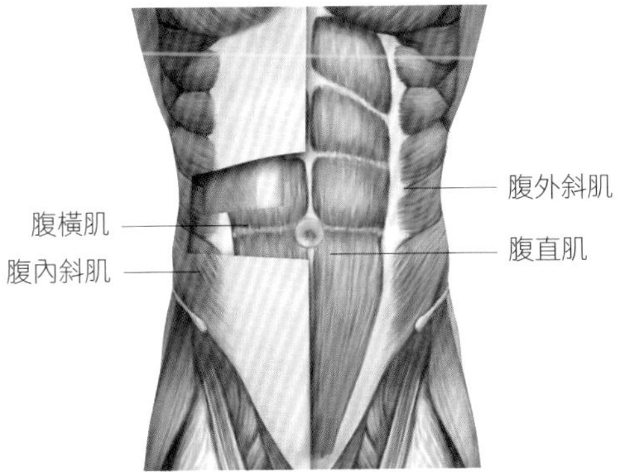

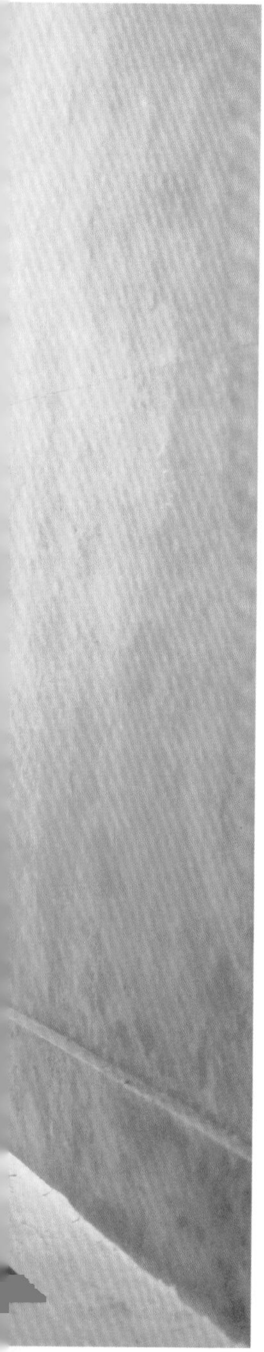

03

什麼是筋膜線？

骨盆與筋膜線之間的關係：骨盆，在 Thomas W. Myers 的解剖列車當中，被稱為「roundhouse」（機房），也就是說身體的筋膜力線幾乎全部都會經過它！

「機房 roundhouse」是許多筋膜的匯聚或著是穿越的地方，最明顯的部位就是在我們的骨盆的恥骨跟上前髂棘了。這也是為什麼骨盆與筋膜線之間有著密不可分的親密關係，只要是身體的某一個筋膜腺出現了失衡，都會影響到我們骨盆的正確位置。

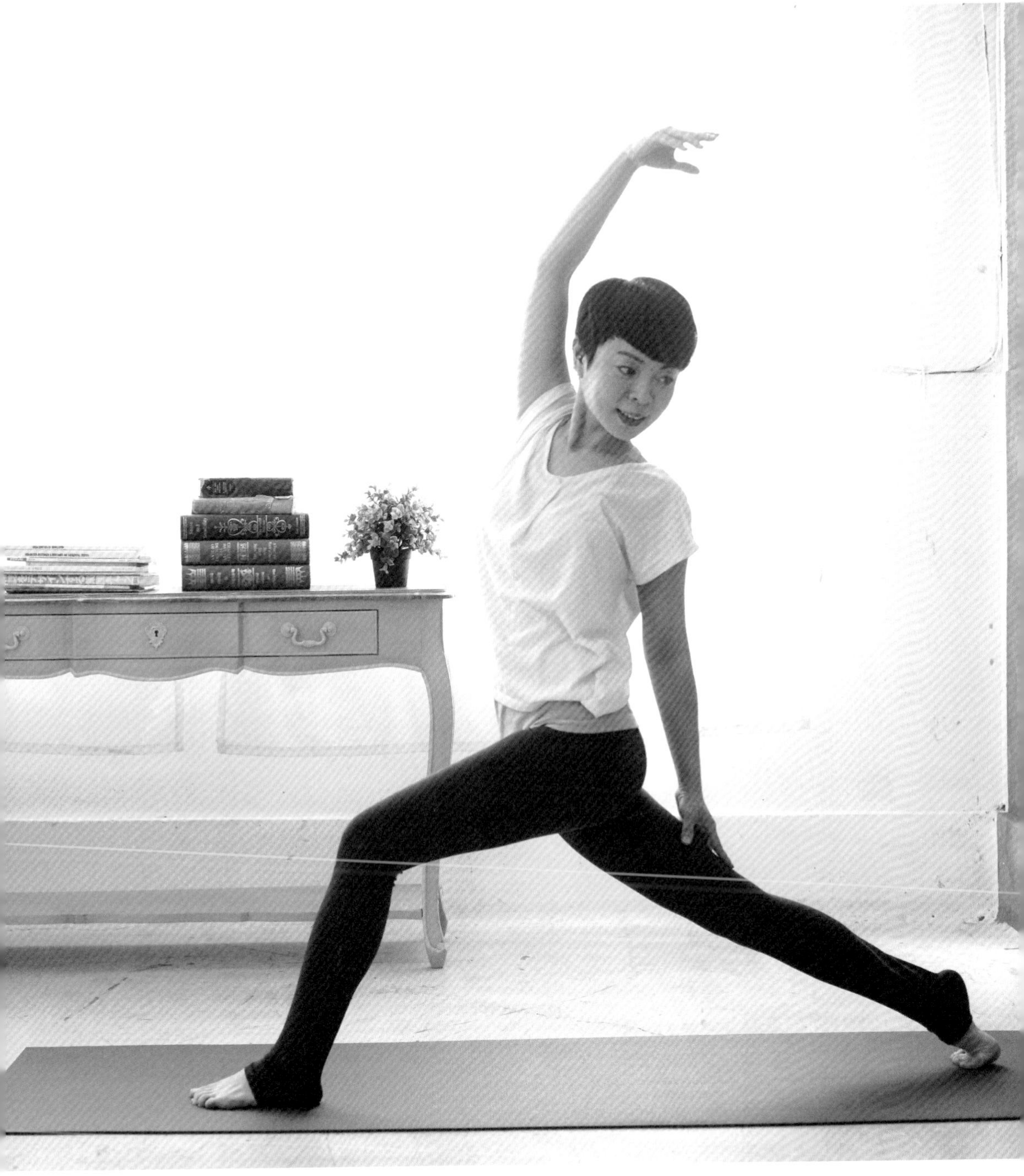

肌肉 v.s. 筋膜

筋膜是一種結締組織，就像橘子中的白膜一樣，從外部包住了全身的肌肉、內臟、神經血管等組織器官，想要放鬆平日裡緊繃的肌肉，首先需要從鬆綁筋膜開始。膜在拉丁文裡是「繃帶」的意思，每一條肌肉都是由肌束組成，肌束又是以組成細胞的肌肉纖維所組成，較小的肌纖維組成一大束肌束，許多大肌束在聚集在一起組成肌肉。就很像是一條電纜線一樣，一大條的電纜線裡面會有很多束小電線，而每一小束小電線裡又有數百條線芯一樣，這樣束束包覆的關係，就跟筋膜包覆著肌肉的關係一樣。

體內每一個部位都被結締組織包覆著，這些結締組織依據不同的特性有不同的名稱，包覆在腦跟脊椎的稱「腦膜」，在骨頭的筋膜稱為「骨膜」，在心臟的就稱為「心包膜」，腹腔裡的是「腹膜」，若在皮膚底下包覆肌肉覆蓋全身的，就是我們的「筋膜」。由此我們可知道肌肉組織與結締組織網（筋膜）兩者之間有著無法分離的特性。

肌筋膜網絡理論是由國際著名的治療大師——Thomas Myers 通過解剖應證出，筋膜 (fascia) 是全身連貫性的「筋肌膜經線」。筋肌膜網絡有著連續包覆性，從頭到腳 Thomas Myers 依據肌筋膜的連續性，將全身的肌筋膜分為七大條筋膜線，每一個肌肉、肌肉群之間都是有連貫性的，我們的身體也是透過這些連貫性才能夠做出各種具有協調性的動作，讓我們可以從整體觀來看待整個身體結構。

這七大筋膜線分別為：1.淺背線 2.淺前線 3.側線 4.螺旋線 5.上臂線 6.功能線 7.深前線。七大筋膜線中有六條都和骨盆有關，接下來我們一起來看看到底是哪六條筋膜線與我們的骨盆相關：

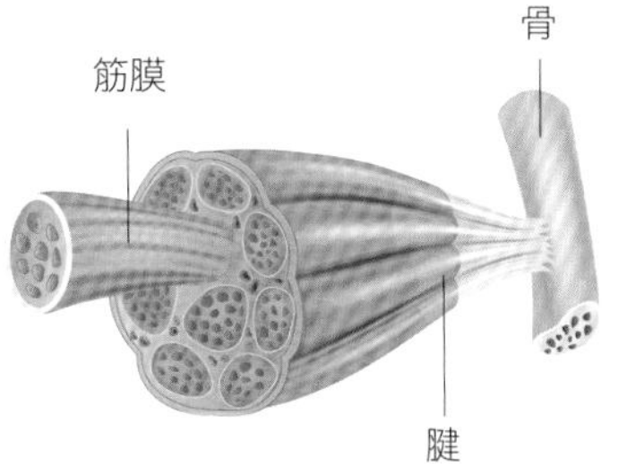

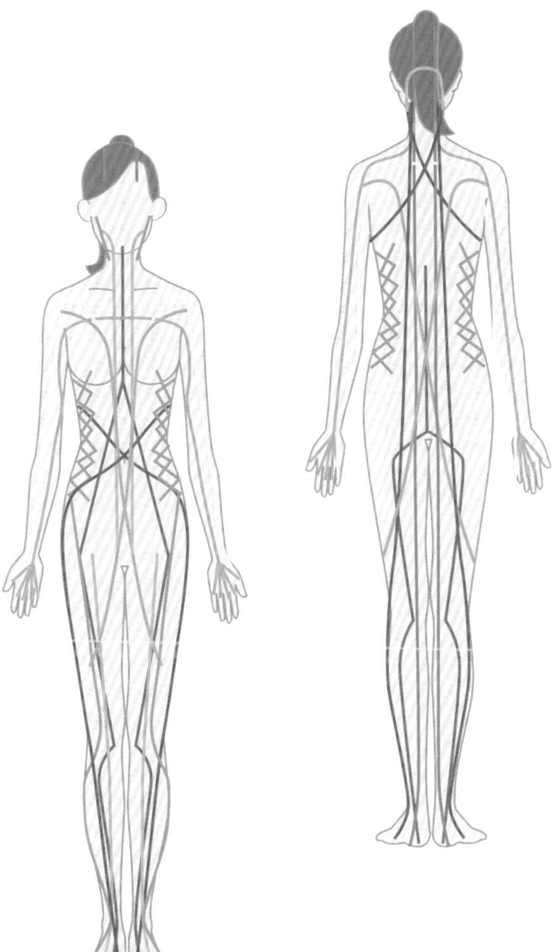

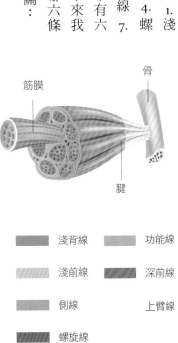

第一條筋膜線：淺背線

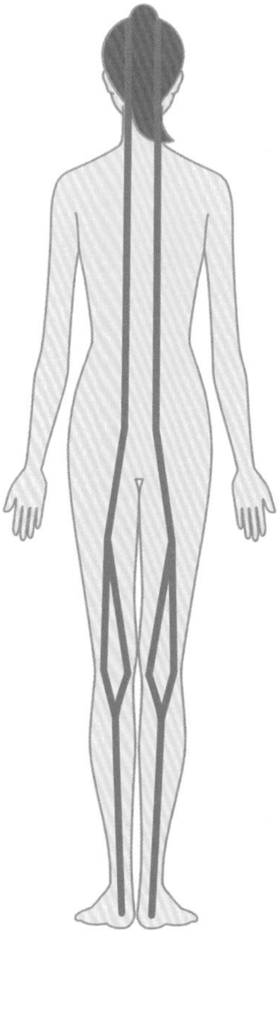

是人體後背最大的一片筋膜線，淺背線的範圍從腳底到頭頂，分佈路徑從我們的趾骨、足底、腳跟、小腿、大腿後側、薦椎、坐骨、臀部、後腰、後背、脖子後側、後腦勺、頭頂、最後到眉毛上方。

就像是穿一件緊身禮服一樣，後面的拉鍊就像是我們的淺背線般，把拉鍊拉上，我們的身體就會有一個往上挺起來的力量。只要是這個路徑中的其中一個部位產生緊繃或是壓力，都會影響到整體，這也是為什麼，我們常會有腰痠背痛的狀況，或許已經針對腰部、背部做出訓練或放鬆的動作，但也沒有太大的改變，痠痛仍然反覆的發生，這時候需要把注意力拉回來其他的部位，比如腿部後側？是否伴隨著足底筋膜炎？是不是淺背線上其他部位仍然緊繃？透過筋膜線讓我們學會從整體來對待自己的身體。

肌肉有彈性，筋膜有可塑性包覆在肌肉外面，全身上下甚至五臟六腑與頭顱都被不同的筋膜所包覆著。筋膜就好像是彈力橡皮糖一樣，若你很快的拉扯著一個橡皮糖，這個橡皮糖就很容易會斷裂。但若你慢慢不停的拉扯，橡皮糖不會斷，但會改變形狀，並且無法恢復到原來的樣子，這是筋膜的特性。

大多數的人因為久坐不動或是長久固定同樣的姿勢，或因壓力、緊張、虛弱、姿勢不良……等，都是造成筋膜變形緊繃的重要因素，要調整跟改善這樣日積月累的狀態需要時間，筋膜的形狀才會重新恢復到原本充滿水分與彈性的樣貌。

第二條筋膜線：淺前線

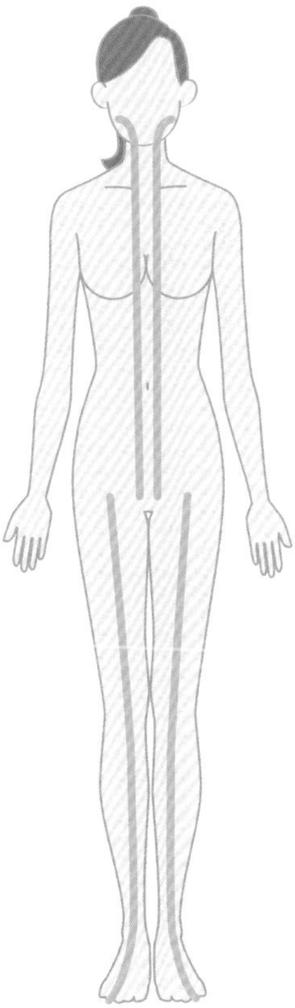

位於身體的前側，與淺背線互相平衡，一起維持身體正中的狀態。

淺前線的分佈路徑：從我們的腳趾背面、腳背、小腿前側、大腿前側、恥骨前結、腹部、胸部前側、從脖子兩側繞到後腦勺交會。

第三條筋膜線：側線

幫助我們平衡身體的前後與左右兩側。重點在於穩定軀幹與腿部，前線、背線、側線這三條線在身體的前後左右，剛好包覆著身體，維持姿勢的直立。

側線的分佈路徑：從我們的腳掌外側、小腿外側、大腿外側、臀部外側、骨盆後側、腹部與肋骨外側、脖子外側、最後到耳朵的後方。

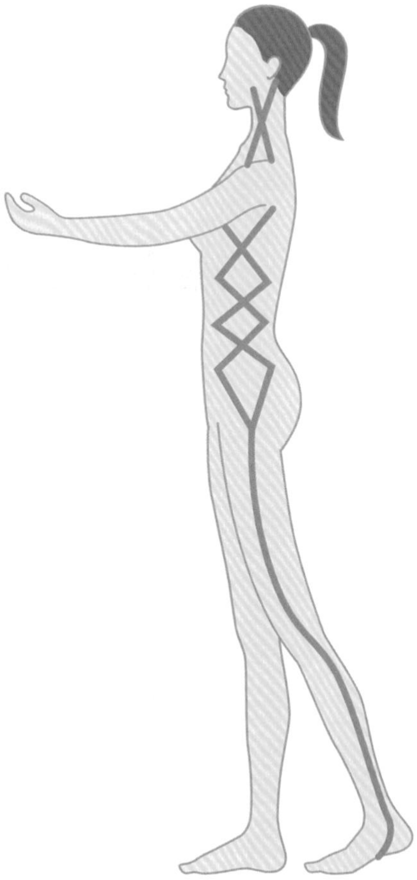

第四條筋膜線：螺旋線

負責身體所有左右轉動、上下扭轉的平衡。以雙螺旋的方式環繞著身體，更可以提供抗螺旋的力量來穩定身體。

螺旋線的分佈路徑：從我們的右脖子的後外側、左上背、肩胛骨、肋骨、右骨盆、右大腿外側、小腿前側、足底、往上繞到小腿外側、大腿後外側、臀部、左邊背部、左邊脖子後外側。

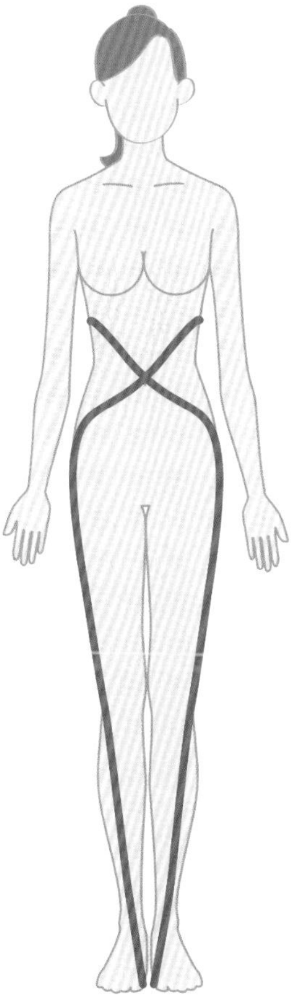

第五條筋膜線：功能線

功能線分為，背功能線、前功能線與同側功能線。功能線往上延伸到上臂，往下跨越過軀幹到骨盆與下肢。功能線屬於淺層的筋膜，與維持動態中的平衡有關。功能線的分佈路徑：

背功能線：左上手臂、左闊背、腰背筋膜、薦筋膜、右臀外側、右膝蓋外側

前功能線：右手臂、右胸、腹部前側、恥骨、左大腿內側

同側功能線：側面闊背肌、腹外斜肌、髂前上棘、縫匠肌

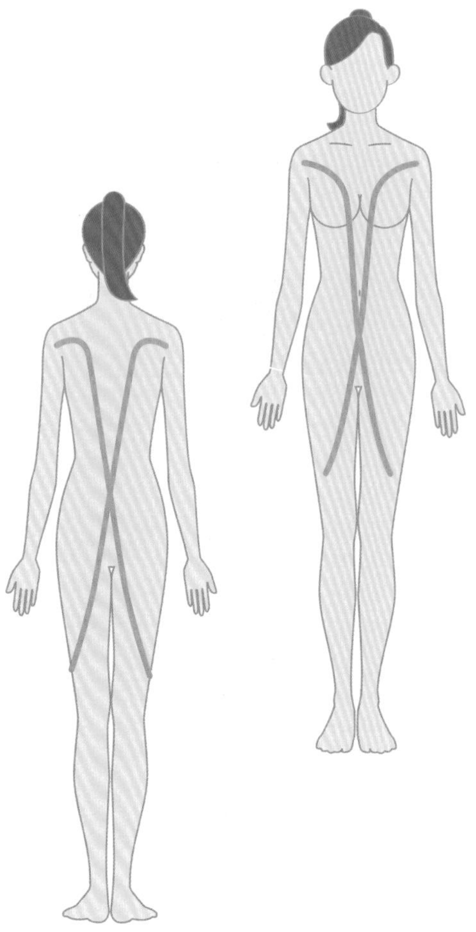

第六條筋膜線：深前線

位於身體最深層的地方，被許多筋［線層層包覆，是3D的立體結構，是身體筋膜的核心。

深前線路徑：從腳底、腳踝內側、小腿後側、膝關節後側、大腿內側、骨盆底肌群、薦椎前側、腰椎前測、橫隔膜、胸內筋膜、頸椎前肌、舌骨肌。

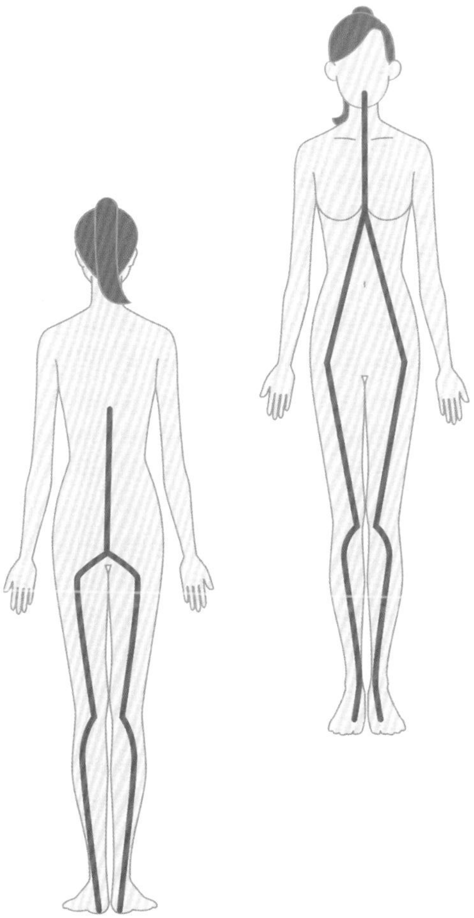

訓練筋膜線的四大要素

筋膜就像是身體的一件緊身衣，並且擁有良好的適應性，當我們的身體姿勢不正確，這緊身衣就會像沒穿好、扭曲的衣服一樣，長期維持在這樣歪斜的軀體裡，骨骼也會逐漸錯位，代償的肌肉會產生僵硬與痠痛。這些都是造成筋膜提早老化的主要因素。當筋膜老化，身體的活動度就會降低，體態也會顯得老態龍鍾，更會有筋肌膜沾黏的問題，這時候就會常常覺得自己的四肢僵硬，身體不靈活，產生各種的疼痛。所以恢復筋肌膜原有的彈性與張力，是讓我們消除疼痛、恢復青春活力最根本的要素。

訓練筋膜線，我們這樣做

1 **伸展筋膜**：僵硬的肌肉與筋膜會限制肢體靈活度，伸展肌肉與筋膜可以增加肌肉的長度和柔軟度。

2 **增加彈性**：健康的筋膜排列需要排列是有規則的波浪結構，波浪結構越明顯，筋膜的彈性也就越大，彈性動能的訓練，來自於主動性的「反彈」能力，透過筋膜的彈性效益，可以讓肌肉收縮再重新充滿張力。

3 **跟隨節奏**：不同的節奏會產生不同的動能，對於筋膜的訓練需要跟著節奏、跟著呼吸需要規律的彈性律動。

4 **多樣變化**：身體筋膜的分佈是交錯複雜的，每一個獨立的筋膜線都彼此相互交錯穿插著，透過多樣的動作變化，除了可以鍛鍊特定的筋膜外，更是可以調整每條筋膜的協調性。

動作的練習上，需注意的六大基準

1 **呼吸**——動作練習過程中，不憋氣，要隨著每一個吸氣跟吐氣來運作

2 **專注**——把意識放在呼吸與動作的連結上，專注在每一個當下

3 **核心**——平日隨時保持核心穩定，保護腰椎

4 **控制**——每個移動有意識地控制自己的身體

5 **準確**——訓練動作不用大，但是要精準

6 **流暢**——保持移動間的流暢性，跟著呼吸與身體流動

04

脈輪與骨盆

身體的主要結構是由骨盆與脊椎構成，骨盆更是負責孕育著傳承、新生命的角色。

我們的身體有七個主要的能量中心，依序的排列在骨盆與脊椎的部位。這七個能量中心在西方醫學上我們會稱為主要腺體的所在處，由下而上是我們的生殖腺、性腺、太陽神經叢、胸線、甲狀腺、腦下垂體與松果體，加上脊椎上的自律神經系統，交感神經與副交感神經，這些腺體與神經系統負責著身體整體的生存運作，所以骨盆與脊椎對我們相當重要。

印度的瑜伽系統認為，瑜伽訓練不只是鍛鍊身體，也包含無形氣能的控制與心靈的平衡，我們身體裡沿著中央軸心的脈輪系統，分為七個脈輪，這七個脈輪系統同時關係著我們身心平衡的運作。脈輪的平衡與否跟我們的身體與臟腑的功能有著緊密的關係，也會直接影響到我們的情緒、能量、神經、免疫和內分泌、循環系統。

脈輪的梵文是 Chakra，是轉動的輪子的意思，是我們通往心靈的通道，七個脈輪會因為振動頻率的不同，所以我們會用不同的顏色頻率來代表：紅色－海底輪、橙色－下腹輪、黃色－上腹輪、綠色－心輪、藍色－喉輪、靛色－眉心輪與紫色－頂輪。

	顏色	音頻發音	身體器官	元素	能量顯現
海底輪	紅	巫	足部、大小腿、脊椎、直腸	地 ⊖	安全感、物質上的慾望、原生家庭
下腹輪	橙	伊	泌尿系統、生殖系統、腎上腺、性腺	水	吸引力、性慾、孕育、疼愛
上腹輪	黃	ㄝ	自律神經、消化系統、	火	生命動能、熱忱、事業
心輪	綠	ㄜ	胸線、心肺、循環系統、胸部、雙手	風	順暢度、承受度、慈悲、愛、
喉輪	藍	阿	甲狀腺、喉嚨、食道、頸椎神經叢	聲	呼吸、元神、自我認知、溝通、習性
眉心輪	靛	嗡	松果體、腦下垂體、眼、鼻、耳	光	領導管理、上對下的關係、傳導
頂輪	紫	無音頻	大小腦、視丘區、邊緣系統	空 ⊙	自在、無限、萬有、身體、成就感、空

人類本來就有強大的自癒能力，只不過我們的肉身大多處在脈輪失衡的狀態（能量缺乏或是過度擴張），自癒力就會低下或喪失，無法維持身體平衡的運轉，造成容易生病或是身心失衡。七個脈輪有著特定連結的腺體與振動頻率，更是與特定的臟器與情緒有著密切的相連，當某一個脈輪失衡的時候，對應的臟腑也會失去應有的平衡運作，產生病痛與疾病。

瑜伽的八肢修習

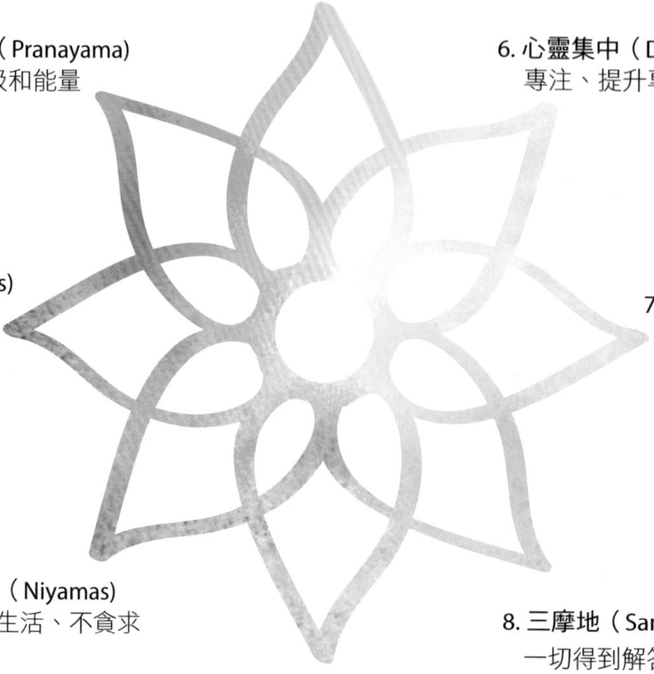
5. 收攝（Pratyahara)
回歸本性、練習冥想
4. 呼吸法（Pranayama)
調節呼吸和能量
6. 心靈集中（Dharana)
專注、提升專注力
3. 體位法（Asanas)
姿勢、體態
7. 禪定（Meditation)
安住於自己的心
2. 內修（Niyamas)
規律生活、不貪求
8. 三摩地（Samadhi)
一切得到解答
1. 持戒（Yamas)
自我約束、慈悲

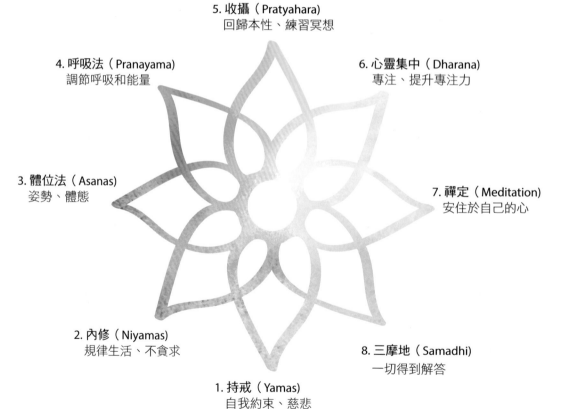

—瑜伽的八肢修習—

二千年前由瑜伽先知在《瑜伽經》中定義，瑜伽修習一共有八個階段，亦稱之為八肢（或稱之為八支），八支功法就像是花的八瓣，由外而內，達到健康、精神滿足及純真的心。

憑藉著身體，我們成為學習者

——理查．亨克勒（Richard Strozzi Heckler）

〈剖析改變〉（The Anatomy of Change）

身體，是靈魂的殿堂，是我們來這地球上旅遊乘載的工具，是我們的主人，但我們卻讓大腦主宰了全部。當我們能夠回歸到身體，喚醒內在的覺知，清楚的知道自己住在身體裡，透過每一個呼吸、每一個感官和動作明明白白的知道自己在做什麼，這就是覺醒的開始。

覺醒是什麼？覺醒是帶著你的覺知呼吸著、帶著你的覺知過日子。而瑜伽是幫助我們進入覺醒之路的一門學問。

瑜伽到底是什麼？瑜伽是提升靈魂的科學
瑜伽不只是時尚、不只是動作、不只是呼吸……
瑜伽是靈修、是修行、是讓我們靠近自己的方法……
靈修到底是什麼？靈修，修的是自己與自己的關係
這個靠近自己的方法是瑜伽的科學、是瑜伽的八個功法（八肢）

「你所尋找的光亮就在你裡面，
往內去探索，你必須到達你的核心；
鑽石隱藏在污泥裡，
只不過一層層的污泥必須被清除。」……OSHO奧修談瑜伽

這八個方法分別是：

1 持戒（Yamas）——自我約束、慈悲

自我約束不是壓抑，而是給自己的生活一個方向、一個核心，當你的生命有了方向，你的內在就會產生一個核心，方向創造出核心，核心給予方向，這兩者息息相關，缺一不可。

2 **內修（Niyamas）——規律的生活、克制、不貪求、虔誠、精進**

有了自我的核心與方向，需要有紀律的方法來實踐，而不是直衝橫撞。直衝橫撞並不是自由，唯有做回自己心的主人 才是真正的自由。

3 **體位法（Asana）——姿勢、體態**

當你有了方向，生活中有了規律，你才能夠在每一個姿勢中安住。ASANA代表著是停留在一個舒服的姿勢裡，不做任何事的，只是安靜停留著，你是專注、放鬆在寧靜裡，就在這樣的狀態中，你超越了你的身體，做回你身體自己的主人。

4 **呼吸法（Pranayama）——調節呼吸和能量**

呼吸是身體與靈魂、是身體與大腦之間的橋樑。每當大腦的狀態改變，情緒的發生，呼吸頻率會跟著改變。呼吸是向內捨與得的一個旅程……

5 **收攝（Pratyahara）——回歸本性、練習冥想和專注**

呼吸將帶領我們接近本性，讓我們把對外的感官收攝回自己的核心、自己的內在，你清楚地看著每一個情緒的起落，當憤怒、悲傷、嫉妒……等出現，你會察覺你遠離了自己；當在感恩、愛、慈悲裡面，你會發現你更靠近自己。你清楚的知道你家在哪裡，你知道該如何回到那個核心，回到那個家。

6 心靈集中（Dharana）專注——提升專注力

當有能力把自己帶回核心、回歸本性，我們就要讓自己的心靈集中在這個核心上，就很像是定錨一樣，你的意識可能會跟猴子一樣跳過來跳過去，會有很多不同的念頭，唯有當我們回到呼吸上，回歸本性並專注在核心，這樣你就不會被外在影響。唯有能力可以專注在同一點上，靜心才有可能會發生。

7 禪定（Meditation）靜心——即冥想

靜心是安住在自己的心裡，不執著且清楚明白地觀照自己的狀態。體位法和呼吸法是進入身體與大腦的連結，我們可以透過呼吸改變身體與大腦的狀態；回歸本性和專注是屬於大腦進入靜心的轉化。

8 三摩地（Samadhi）——一切得到解答

靜心帶領我們從大腦進入內在的核心（本我／無我。self or no-self）。每一件事都被達成了，每一件事都看得透徹，沒有過去、未來，就只是當下，你回到家的當下。

05

調節身心平衡的脈輪七大系統

透過脈輪，從心與自己相遇

脈輪是源於梵文的 Chakra，有輪、轉動的意思。是我們左脈、右脈與中脈的交會點，很像是三條道路之間的圓環一樣。我們也可以這樣來比喻，經絡在身體裡面是負責能量的運輸，那麼脈輪就是這些能量的匯聚點，會以順時鐘的方向旋轉，跟銀河星系螺旋狀的方向是一樣的。人體就像是一個小宇宙，從骨盆底沿著脊椎網上到頭頂，一共有七個主要的脈輪，每一個脈輪各自掌管身體的各大系統，當身體、情感、心靈這三方面處在平衡的狀況下，我們會覺得有活力、身心舒暢。反之，各種不同的情緒波動或是壓抑，也都是造成我們脈輪系統失衡的重要因素。身體早已經把我們任何想知道的答案準備好了，一切的答案都在裡面而不在外面。

人體一共有七個脈輪，每一個脈輪有屬於自己的振動頻率，下三輪由下而上是海底輪、下腹輪、上腹輪，主要是主導我們的本能與物質面的部分；上三輪由上而下是頂輪、眉心輪與喉輪，主要負責我們思想跟精神的部分。上三輪跟下三輪在心輪交會。心輪是精神與物質的轉化銜接點，這也是為什麼我們一切都得回到自己的心，從心開始。

現在讓我們一個一個來揭開脈輪與身心的奧祕。

• 七大脈輪的力量，找回你的內在小孩

從心，小地方重新認識自己。

現在的人依賴著西方醫學，頭痛醫頭、腳痛醫腳，卻忘了對內在心靈的照顧，身心連結是健康的根本。不能窺視自己的內心，就無法了解自己的病根。

擁抱你的內在小孩。「內在小孩」到底是什麼？在心理學領域中，最早討論「內在小孩」這個概念的是心理學家卡爾．榮格。那到底內在小孩是什麼？真的有內在小孩嗎？

當我們還是小嬰兒的時候，我們的心靈是非常自由的，想哭就哭、想笑就笑、不受任何的限制與約束，但隨著成長的過程，隨著道德規範的約束與社會環境的影響，我們開始學著壓抑自己真正的情感，甚至否認自己。這些壓抑或是受傷沒被照顧到的自己，就是我們所謂的「內在小孩」。

「內在小孩」也用來比喻著過去的創傷記憶。這些記憶可以是事件的記憶，也可以是情緒的感受記憶，內在小孩其實一直都在我們的潛意識裡，會在我們遇到某些特定的事件或是受到強烈情緒的波動時出現，影響著我們的人生。唯有我們真誠地去承認他存在，用心地聆聽他到底想表達的是什麼，從心去拍拍與擁抱這個我們忽略的自己。當真正可以聽見自己內在小孩的渴望時，我們才得以真正的接受與釋懷。

●如何可以找到自己內在的小孩呢？

覺察、發現、接受與擁抱。

去覺察、去發現什麼會讓你不安？什麼會引起你的憤怒？為什麼對方會讓你不喜歡？會引發你的情緒？這些都是很好的鏡子，透過這些事件來協助我們回頭看向自己。當我們願意接受每一個層面的自己之後，我們就有能力強化自己，就有能力讓內在小孩成長。讓內在小孩成長的秘密，是能夠與自己的負面情緒相處。內在對於自己最負面的元素「恐懼」，任何狀態的恐懼，恐懼不被愛、恐懼不成功、恐懼自己的未來……去愛你的內在小孩，從願意承認自己的負面情緒，從願意接受自己的負面情緒開始……

海底輪：不安小孩

海底輪主要負責我們生存的安全感來源，為了生存我們所產生的壓力不只有恐懼、焦慮與不安，莫名的對金錢上的不安也都是我們不安的小孩在作怪，這時候我們需要的是讓自己更穩定的根植在這個大地上。

★親愛的，好好的告訴你自己：「我是安全的、我是受保護的，我是安全的。」

下腹輪：創傷小孩

從小我們所有受過的傷，若沒有被好好的消化與療癒，這樣的一個受傷的小孩就會躲在我們的下腹輪，我們也常常被這樣過去的經驗而影響了現況。這時候我們需要的是重新認知一件事，過去的已經是過去了，現在所發生的一切都不再受過去的經驗所影響，若我們想要有不同的結果，我們得要用不同的方式對待。

★親愛的，好好的告訴你自己：「過去的已經過去，我將以全新的自己來看待現在。」

上腹輪：熱情小孩

周遭的事物都感覺跟自己沒關係？對人生失去了熱情？上腹輪同時也是反映著我們的意志力中心，是我們熱情小孩的所在處，常常懶洋洋提不起勁，工作覺得無奈、疲憊，對自己對生命失去了真正的熱情……這時候我們需要來看著熱情小孩，對她說聲謝謝妳。

若我們持續用意志力工作只會讓我們筋疲力盡！上腹輪是我們對於工作的意願度，是我們經營這些關係的動力，更是賺錢的渴望度……

★親愛的，好好的告訴你自己：「我愛我現在所做的每一件事，我知道這個世界上沒有不勞而獲的事情。」

心輪：敞開小孩

封閉的心，或許因為不同的因素，我們都封閉了自己的心，但往往是因為這個為愛受傷的小孩，而讓我們成長？敞開小孩，是這階段 我們必須嘗試進入的位置。關於愛，愛到錯愛，愛到筋疲力盡，殊不知原來這一切都不是愛，敞開自己的心，去愛！不要怕！因為在每一段關係裡，一定會有你需要學習的部分，敞開自己的心，不要怕。敞開，是愛的開始……

親愛的，好好的告訴你自己：「我願意敞開自己去愛！我願意打開我的心……去愛！」

喉輪：表達小孩

口不對心，心裡想的跟說出來的往往不一樣！

這就是喉輪失衡最明顯的特徵，喉輪代表著我們表達的小孩，心中真正的感受，能不能好好的傳述出來給他人，也都是我們表達小孩的所在處。敞開心與他人相處不是件容易的事情，說好話，說出真心話。真的也不是那麼容易的事。

親愛的，好好的告訴你自己：「我願意好好的表達我所認知的一切，我願意把我所希望的說出來，我願意如實且真誠的表達自己的需求」

眉心輪：幻想小孩

眉心輪代表著我們身心放鬆的程度。過度的神經兮兮或是雜亂無章都是讓我們無法做好領導管理的主要原因。所有的煩惱，來自於自己的自編自導自演，是不是常常會幫他人做好了預設的想法，當劇本沒有跟著你的預設來發生，就讓你煩惱了，不要想太多，就從回到當下做好現在開始吧！

親愛的，好好的告訴你自己：「我願意現在回到呼吸，我願意回到現在，此時此刻……」

06

香氛的振動頻率

我們身體是個小宇宙，身體需要跟外在的這個大宇宙達到一個平衡和諧的狀態，是一種能量平衡交換的概念。當我們脫下鞋子走在沙灘上時，是跟大地做能量交換，當我們在森林裡散步、或是抱樹，呼吸著芬多精，也是種能量的交換。在瀑布邊則會有很多的負離子，這樣的空氣、水氣、環境裡，都是一種跟大宇宙做能量交換的行為，也是幫助我們開啟自癒能力很重要的一個方式。

不同的植物代表著不同的能量。當我們不能長時間待在森林中，當我們不能常常脫下鞋子踩草地，當我們不能無時無刻地去擁抱大自然時，要達到接地氣與能量交換，最方便的方法就是透過嗅吸、塗抹、薰香、撫摸等，來使用這來自大地的禮物「植物精油」。

大自然中每一種植物有著自己的特性，同時也會對應到我們身體不同部位的脈輪系統。譬如：根莖類的精油都是往土裡面長，所以對應到的會是我們的海底輪。花朵類的精油，負責的是傳播繁衍，對應到的就會是我們的生殖輪。藥草類型的植物，通常對應的是我們的消化系統，而葉片類的植物能量，對應的就會是我們的呼吸與循環系統。

由此可知，要開啟自癒能力，最重要的一件事，是回到自己的身上，好好對自己的身體負責，照顧好自己。

在芳香科學研究中，我們會根據每一種植物的特性來選擇塗抹或是薰香。嗅覺是我們最強大的感官，經過將精油擴香進入我們呼吸的空氣中，可以改變我們對於當下這環境的感覺，更可以很直接的影響我們的情緒。

- **嗅吸**：直接把精油滴在雙手、衛生紙或是口罩上，直接進行嗅吸。
- **擴香**：可以幫助淨化空氣、改善呼吸問題、安定情緒、平衡腦波……

主要作用在我們的呼吸系統、神經系統、內分泌系統與大腦。

如何使用擴香？擴散最好的方式是霧化（冷空氣）或是超聲波（水）擴散。我們不加熱，因加熱會改變經由原本的化學性，可以選擇超聲波的擴散型水氧機，透過超聲波震動跟水，將精油的微妙成分分散到空氣中。

在每一個脈輪的運用上，都可以使用擴香的方式來進行練習。

- **塗抹**：任何的精油加上椰子油稀釋。塗抹通常都是針對消化系統、肌肉骨骼系統、生殖系統，改善痠痛問題，哪裡有問題塗抹那個部位。

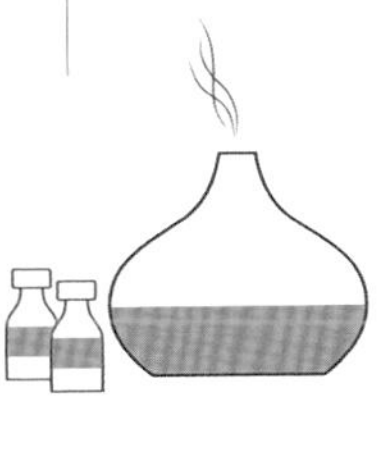

七大脈輪對應的精油能量

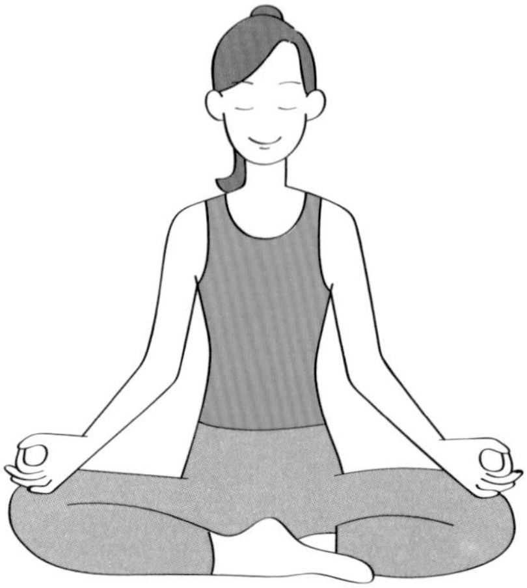

頂輪

乳香、檀香、沒藥

眉心輪

綠薄荷、薰衣草、葡萄柚、
檜木、檀香

喉輪

茶樹、尤加利、順暢呼吸、
山雞椒、白千層、百里香

心輪

佛手柑、柑橘、苦橙葉、
玫瑰、寬容複方、香蜂草

生殖輪

快樂鼠尾草、伊蘭伊蘭、
玫瑰草、茉莉、玫瑰、
仕女複方

上腹輪、臍輪

甜茴香、薄荷、樂活複方、
檸檬、萊姆、百里香、
茴香、檸檬香茅

海底輪

岩蘭草、生薑油、雪松、穗甘松、
古巴香脂、廣藿香、杜松

現代精油專業調理等級終會常常說到「熱性」或「刺激性」或「辛辣性」精油。這些就是我們常稱的「一定要稀釋」或被稱為「敏感性」的精油。現代精油裡面屬於刺激性使用時一定要稀釋的是這五種，百里香、桂皮、牛至、肉桂、丁香。我們把這五種精油的名稱做成一道菜名「百桂牛肉丁」，對這五支單方熱性精油應特別小心謹慎。有時也會將精油分類為「敏感性」，這些都是屬於比較「溫暖的精油」。包括像黑胡椒，生薑油，檸檬草，冬青和薄荷精油。如果不稀釋的話，對於敏感人群（兒童和老人）來說，這類的精油也是會比較敏感跟刺激。

● 稀釋比例，我們應該這樣做

想要局部安全地塗抹熱性精油，可使用1：3～6倍這樣的稀釋比例。

例如，對於熱性或必須稀釋的精油，可以將1滴精油稀釋到6～10滴基底油。對於敏感性精油，可以將一滴精油稀釋到2～5滴基底油。關於嬰幼兒與兒童需要額外的再稀釋，最安全的部位是腳底。嬰兒的稀釋比例1：100。

千萬不要將熱性精油或敏感性精油加入洗澡水中。

關於泡澡你有更好的選擇：精油是脂溶性，若將精油直接滴在浴缸裡頭，是不會跟水融合在一起，而會浮在水面上。可以將需要的單方或複方精油，依照適合的稀釋比例，稀釋於椰子油中製作成身體按摩油，再將這些精油塗抹在身體你需要的部位上，再進入浴缸泡澡。

後續脈輪中提到的「香氣宣言」，是協助我們回歸內在的一種儀式。目的是為了讓我們實際付出行動來啟動自我的內在覺知。透過這樣的一個過程，重新思考自己的生活，進一步的了解自己真正所需。透過每天睡前的這一個小動作，來找回自己的力量。

用心，更是在香氣宣言中不可或缺的態度。我們常常一個奔波在過去與未來之間，忘了停留在每一個現在、每一個當下。當我們、用心來對待生活中每一件小事，你將會發現，你的生命開始會有些許不一樣的變化。就好像是心情好的時候我們去吃了一餐美味的晚餐可以增加那個內在的愉悅感，若當心情沮喪時，我們也可透過食物來讓我們的煩惱減半，事件本身是沒有任何的改變，最終改變的是我們如何看待的角度。

慢慢地培養這樣用心的態度，如此一來生活中很多原本在你認知中是沒意義的東西，都將重新被賦予生命。心想事成將會發生，而真正的要訣是幫助大家找到自己內在的力量。也因此，你我的生命將會被改變，我們將會進入內在的圓滿。

「重新地成為小孩，你將不會從自己逃開，
你會奔馳於自己內在，這就是靜心者之路。」……OSHO奧修談瑜伽

讓我們開始用心生活，而不是忙著生存。

一般人早已經習慣不斷地逃離與遠離自己，而覺醒的人會帶著覺知去親近自己，透過每一天的香氣宣言，在自己的回到自己的內在奔馳著，去發現生命的源頭、去擁抱內在的小孩。這是回到自愛的第一步，與自己和好。

使用精油小提醒

☑ 身體有巨大變化期間（懷孕、更年期、雌激素改變、或接受治療者），請先詢問醫師再使用！

☑ 精油不溶於水，若不小心觸摸到眼睛、敏感部位，需要用基底油來舒緩，而不是用水。

☑ 精油不可以裝入塑膠瓶中，需要使用深色玻璃瓶，並且遠離陽光照射與熱源。

☑ 陽光照射下請勿使用光敏性精油（會曬出黑斑喔），如柑橘類（佛手柑、檸檬）：12 小時內要避免陽光 。

Part 2

讓骨盆回正的動態伸展

身體的伸展搭配七大脈輪可以鍛鍊全身的肌肉群
矯正骨盆歪斜的問題
也放鬆、調整身體的能量

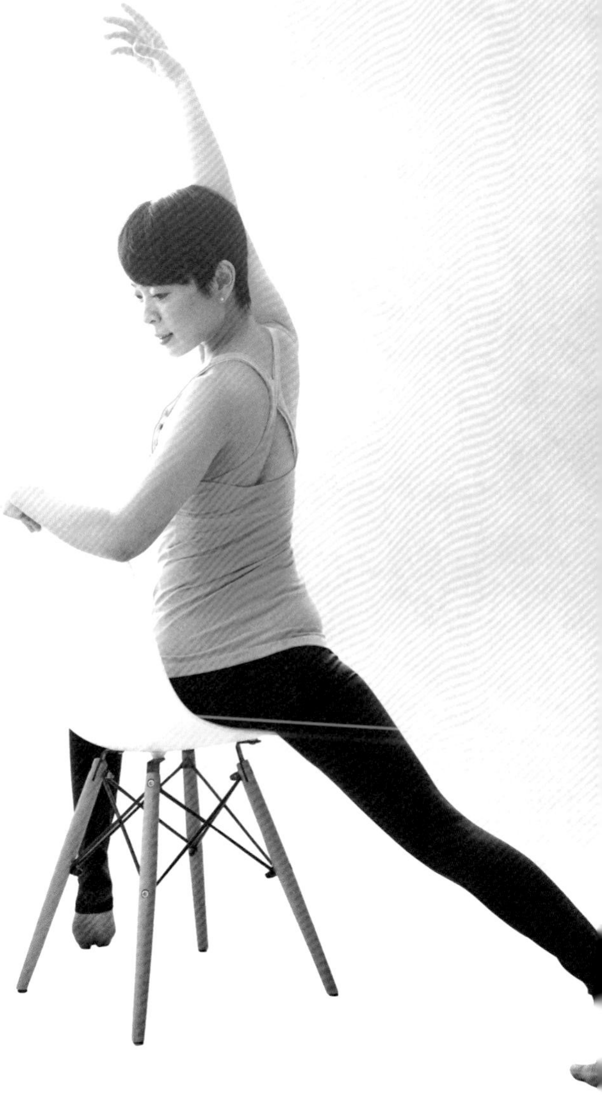

海底輪

骨盆回正的最根本基礎

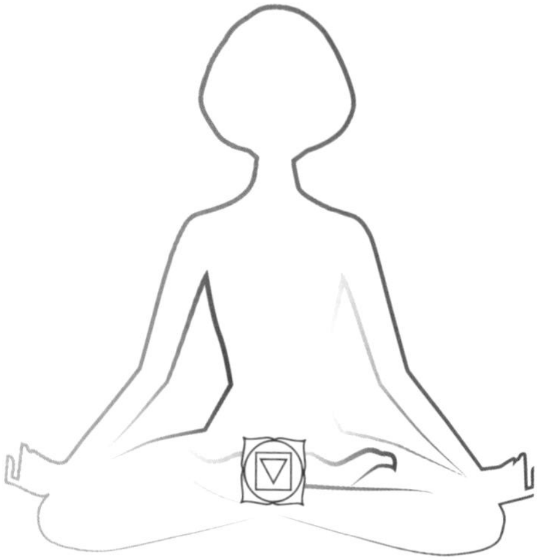

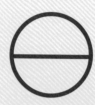

海底輪

安定身體的根基、內在安定感

元素

土、大地 ⊖

主掌

下肢、腿部

對應的精油能量

岩蘭草、生薑油、雪松、穗甘松、古巴香脂、廣藿香、杜松

香氣宣言

親愛的宇宙，請協助我排除內在的不安與焦慮，我願意安心的在大地之母的懷抱裡，我擁有穩定的力量，我是安全的，我是大地之愛。

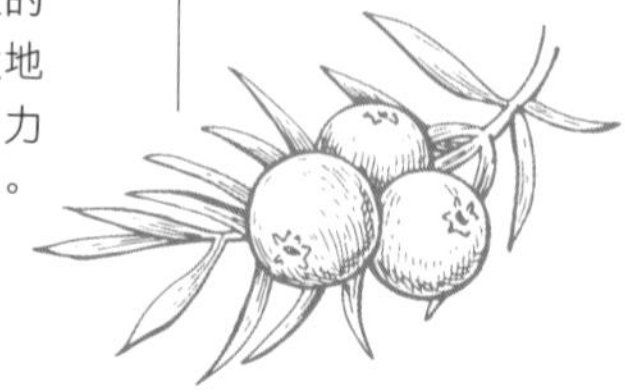

海底輪是脈輪七輪中最下方，也是最基礎的脈輪，是脈輪系統的根，所有的能量都是從我們的海底輪出發，是安定身體的根基，給予我們身體基本的生命能量，海底輪的元素是「土」、「大地」，大地是一切萬物的源頭，大地承受的所有的一切，是穩定的、是連接與傳遞大地萬物的愛。

海底輪從肉體層面來看，影響腿部肌肉、骨骼、生殖能力。身體的溫暖度也是在於海底輪的能量，手腳冰冷通常也和海底輪有關，當海底輪能量平衡時，我們就能充滿活力和活在當下的力量。

在心理情緒上面，主要影響我們的安全感和存在感。想想當我們走進大自然裡，是舒服的、自在的，站在大地的土地上是踏實、穩定、安全的。海底輪的能量會透過雙腳與大地做連結，是一種「根植大地」、也就是接地氣（grounding）的概念和感受，為我們帶來內在的安定感。

當海底輪失衡的時候，容易會有莫名的不安、不被保護、沒有歸屬感……等。身體的健康狀態也會有手腳冰冷、漏尿、膀胱炎、關節疼痛、體力衰退、情緒波動等症狀，而懼高症也是跟海底輪失衡有關係。

海底輪的平衡除了跟我們自身的安全感有關之外，同時也會影響到我們跟原生家庭的關係、跟老闆主管的關係，是我們錢財的源頭，也是中醫裡的下焦，是任脈終結之地（會陰）。由此可知，維持海底輪的平衡是最根本的基礎。

關於支持的氣味：海底輪的能量，來自於根植大地的元素。當我們無法穩定的扎根在這個大地之間，我們會有著莫名的不安。大地孕育著各種生存的元素，是溫暖、安全且穩定的，當我們覺得內在升起莫名的不安，可以選擇根莖類的精油能量。比如：生薑、穗甘松、杜松等等。

01

盆底呼吸法

啟動核心肌群

骨盆底呼吸，類似我們比較常聽到的「凱格爾運動」，也是我們常說的骨盆底肌運動，多多練習的話不但可以幫助女性生產、降低尿失禁、改善陰道鬆弛等，男生們多加練習也可以改善性功能障礙等狀況。

骨盆底肌群其實就是我們核心肌群的底部，範圍包含了膀胱、陰道、尿道和直腸這個區域，所以如果骨盆底肌群失去了應有的肌力與平衡，也會出現漏尿、大便失禁、便祕、性功能失衡等症狀。

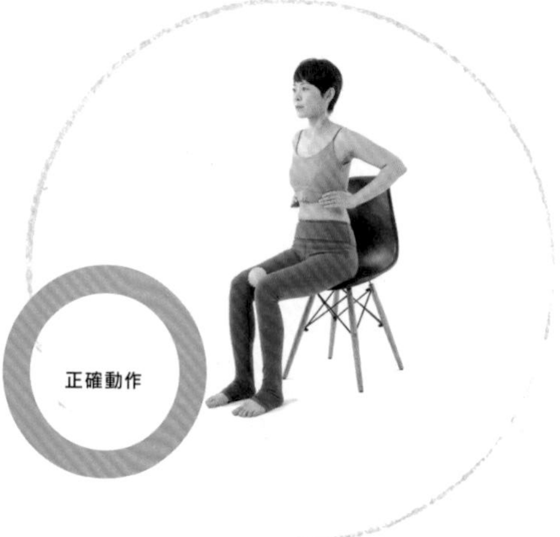

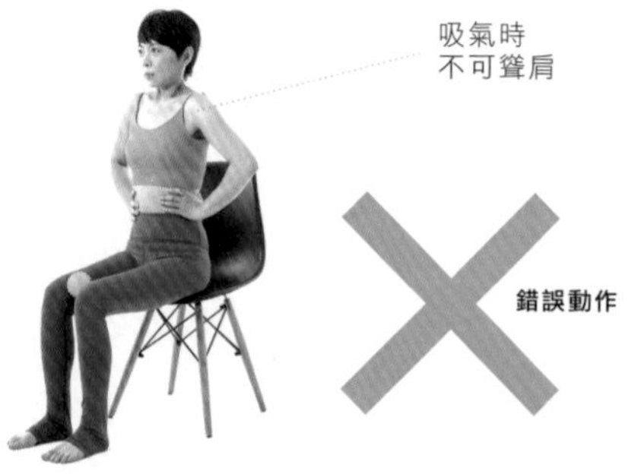

進階練習

若你已經對於動作很熟悉，可以控制骨盆底肌群的人，可以在吐氣收縮骨盆底的同時，發出低音的「嗚」來取代吹蠟燭的氣音「噓」。

早晚各做一次效果更好。

練習步驟

1

坐姿。大腿內側可以輕輕夾著小球。骨盆底呼吸我們採用鼻吸嘴吐的方式。比較需要注意的地方是吐氣時肚子要微微地往脊椎的方向內挖與上提。同時嘴巴發出「噓」的聲音，很像吹蠟燭一樣。

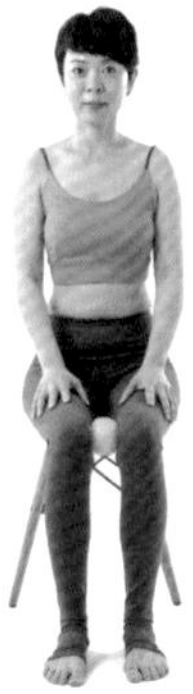

2

吸氣的時候，肚子不做任何的移動，把空氣往上送到橫隔膜的位置，讓肋骨往兩側往後側擴張開來。注意肩膀保持放鬆的狀態。

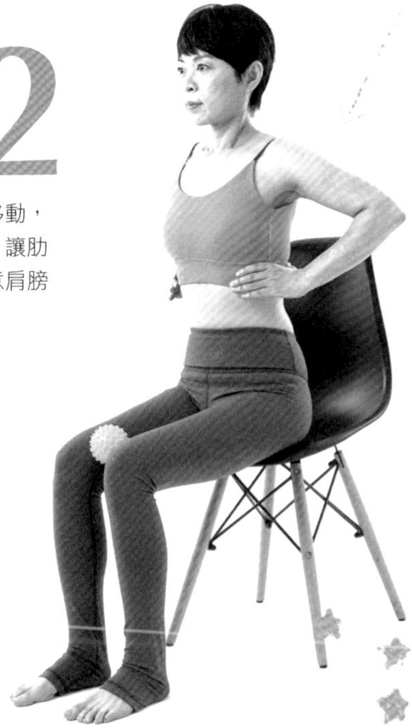

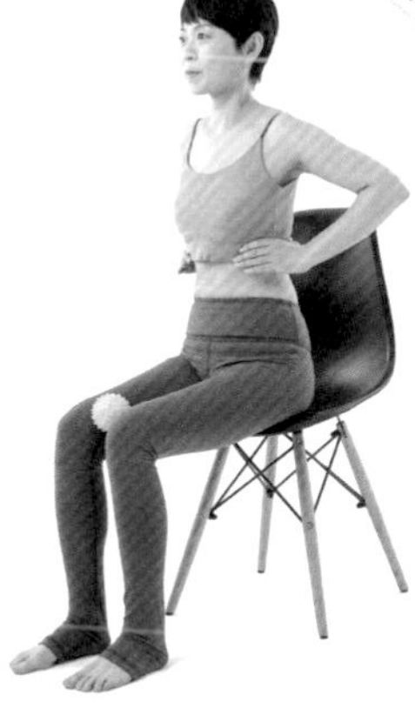

3

嘴巴吐氣好像吹蠟燭一樣，大腿內側微微的往小球的方向夾，同時肚子往內挖、往上提。骨盆底肌群也是同時往上提。若搞不清楚骨盆底肌群往上提是什麼意思的話，可以想像尿尿到一半，停止尿尿的感受。同時間要注意的是，臀部與肛門不要用力，要保持放鬆。

02

蓋印章

改善尿失禁

尿失禁、漏尿等症狀不見得是孕婦與產後婦女才會發生，因為骨盆底肌肉無力與鬆弛，都會造成一用力或是打噴嚏，就會有漏尿的狀況出現，這是女生們一個不好說出來的祕密，也是我們海底輪失衡的一個徵兆。

我們只要誘發與開始訓練骨盆底肌群的力量，不但可以幫助我們改善漏尿的狀況，更可以幫助我們平衡我們的海底輪，增進我們的安全感。

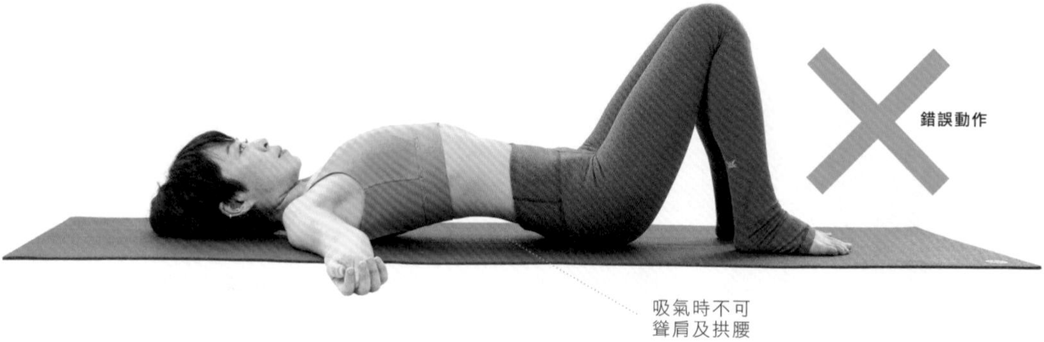

練習步驟

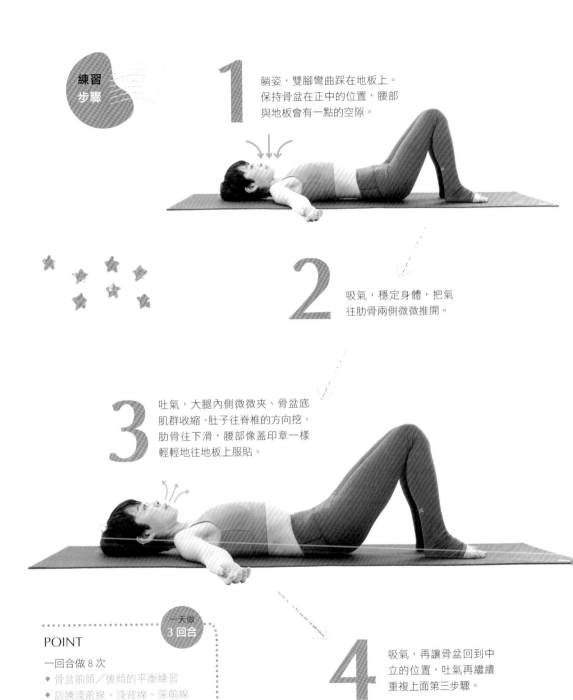

1 躺姿，雙腳彎曲踩在地板上。保持骨盆在正中的位置，腰部與地板會有一點的空隙。

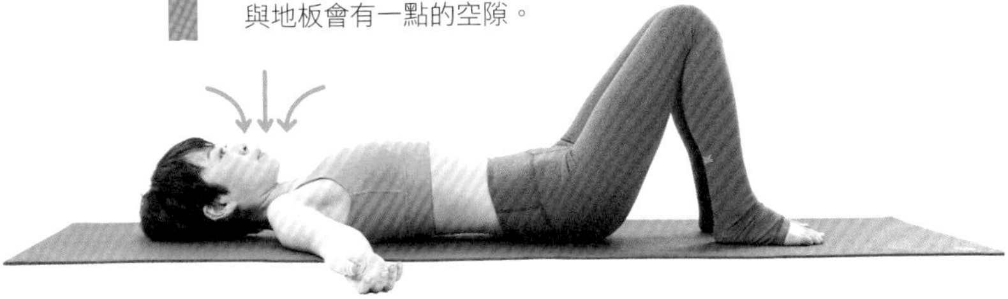

2 吸氣，穩定身體，把氣往肋骨兩側微微推開。

3 吐氣，大腿內側微微夾、骨盆底肌群收縮、肚子往脊椎的方向挖、肋骨往下滑，腰部像蓋印章一樣輕輕地往地板上服貼。

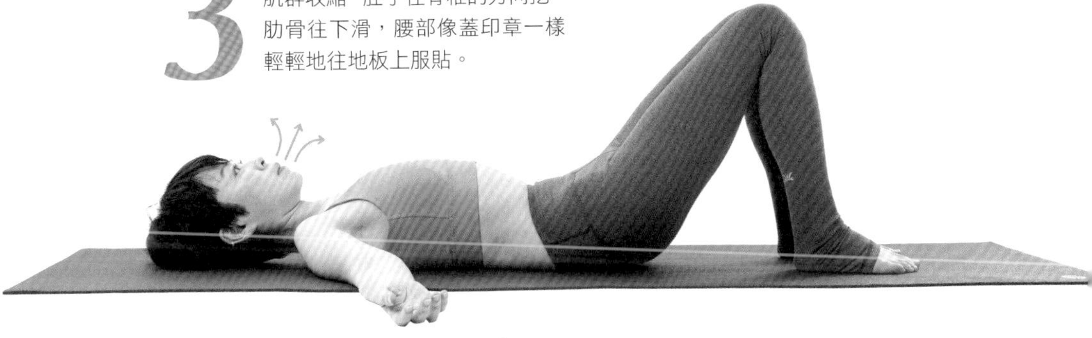

4 吸氣，再讓骨盆回到中立的位置，吐氣再繼續重複上面第三步驟。

一天做 3 回合

POINT

一回合做 8 次

- 骨盆前傾／後傾的平衡練習
- 訓練淺前線、淺背線、深前線

03 轉動髖關節

改善膝蓋痛

膝蓋痛若不是膝蓋本身的問題，大多數都是骨盆歪斜與髖關節活動度不佳所產生的疼痛。骨盆在於身體的中間，承受上半身的重量，當骨盆歪斜，髖關節、膝關節與踝關節都會承受不平衡的重量，進而產生疼痛。

「轉動髖關節」可以幫助增加髖關節的活動度，也可以幫助失衡的骨盆慢慢的回復原有的平衡。

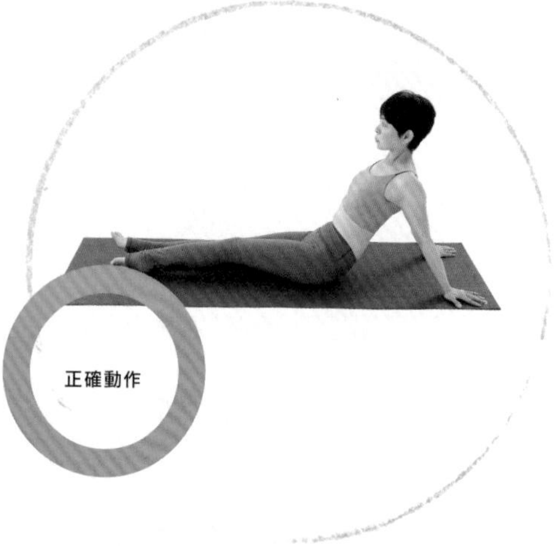

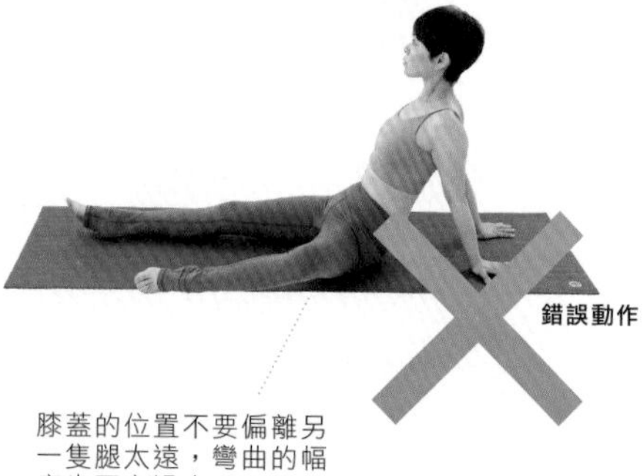

膝蓋的位置不要偏離另一隻腿太遠，彎曲的幅度也不宜過大。

練習步驟

1 手肘支撐在地上，左腳彎曲，右腳伸直坐於地板上。

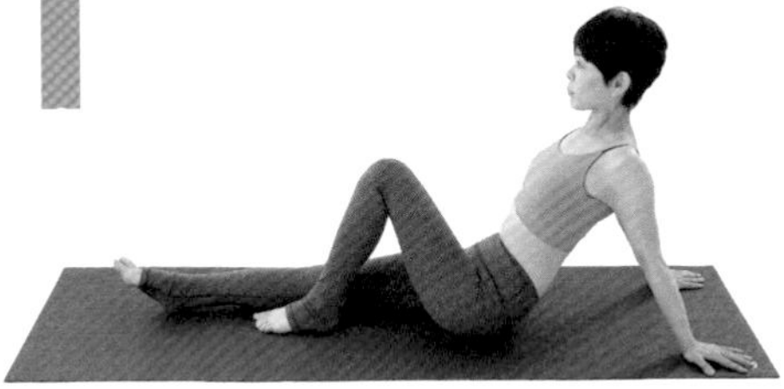

2 吸氣，髖關節往內轉，左腳膝蓋稍微往內傾。

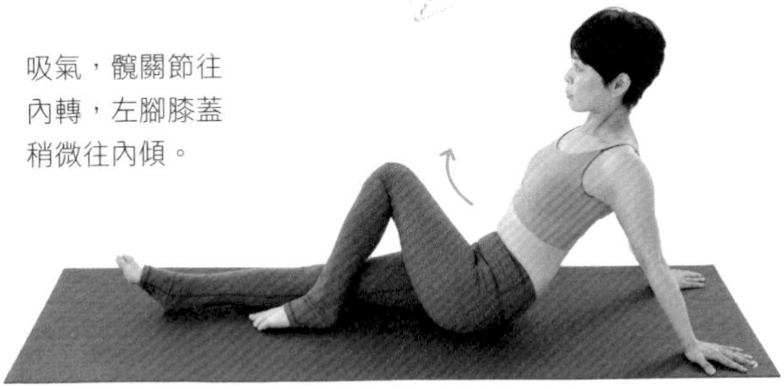

3 左膝蓋往前滑，保持腳尖往正前方滑動。

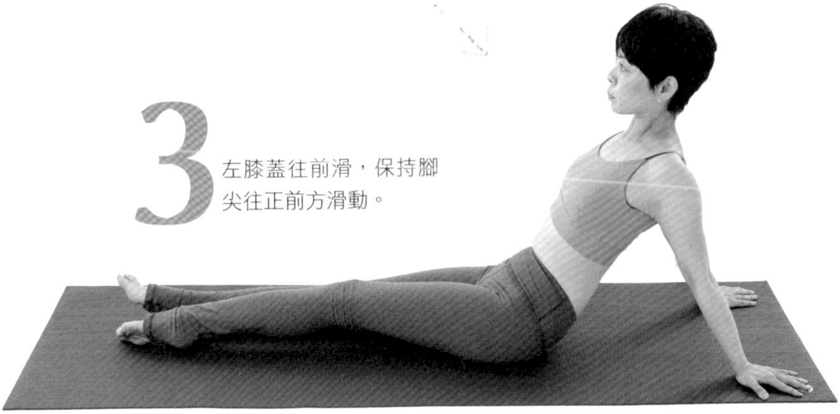

4

吐氣，髖關節
往外轉。

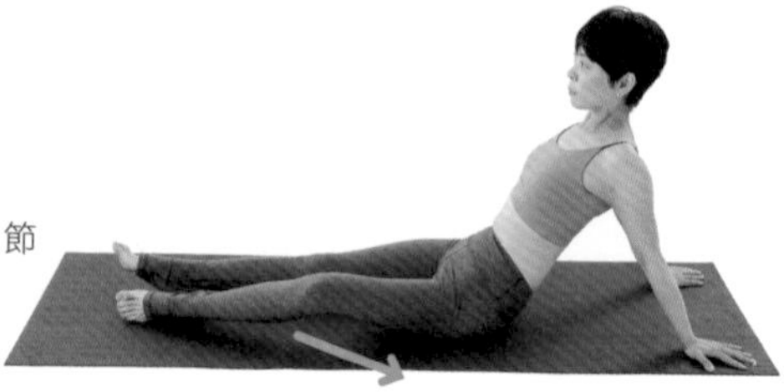

5

左膝蓋往身體的方向拉回來，保
持腳掌還是在直線上，維持骨盆
穩定，回到原來位置。

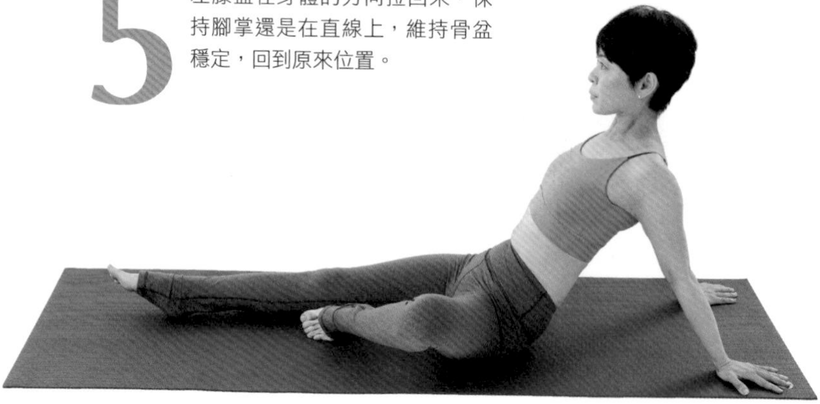

6

往內轉 5 圈，相反方向，
往外轉 5 圈，是一回。

一次做
3 回合

POINT
- 髖關節活動度的練習
- 平衡螺旋線、側線、功能線、深前線

04

側跪拉伸

改善腿水腫、腳沈重

現代人經常因為久站或是久坐而有下肢水腫、無力的問題，有時還會覺得雙腳很重，走起路來很吃力，這都是因為我們坐太久，骨盆周圍的循環不良所造成的。

「側跪拉伸」不但可以幫助我們改善腳沈重的問題，更可以讓我們上半身更有線條美，女孩們平常可以多做。

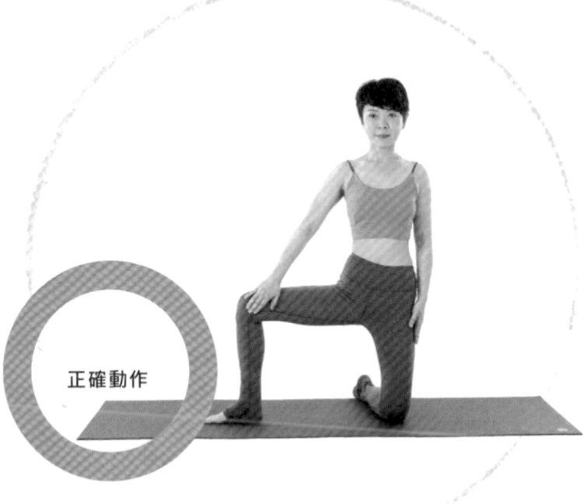
正確動作

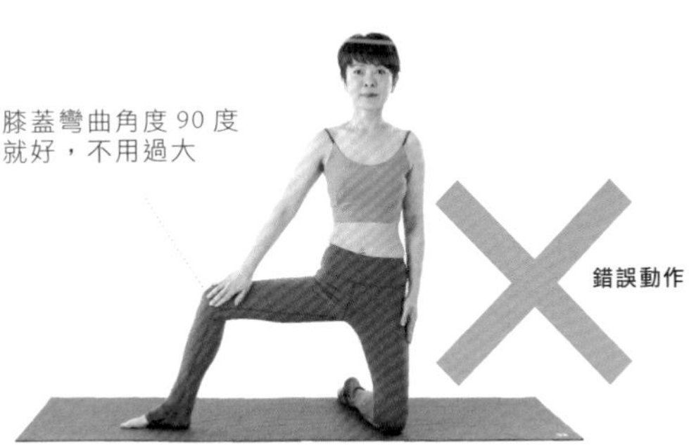
膝蓋彎曲角度 90 度
就好，不用過大
錯誤動作

練習
步驟

1

側跪姿。左手放在左腿旁，左腳彎曲平放地板上，右手放於右腳內側，右腳彎曲膝蓋 90 度，朝向右方。

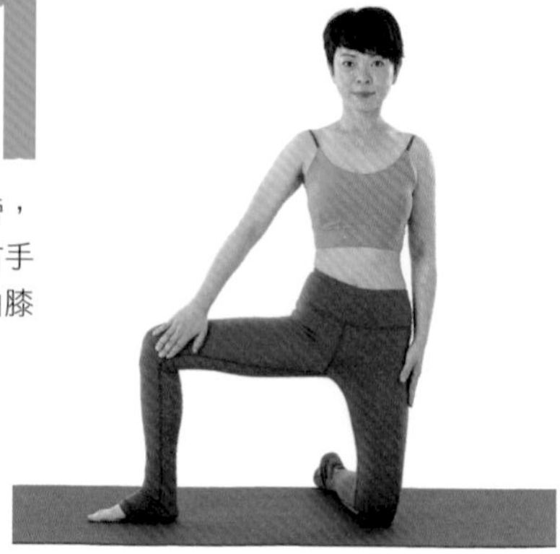

2

吸氣預備，連續兩次吐氣、彎曲膝蓋兩次。

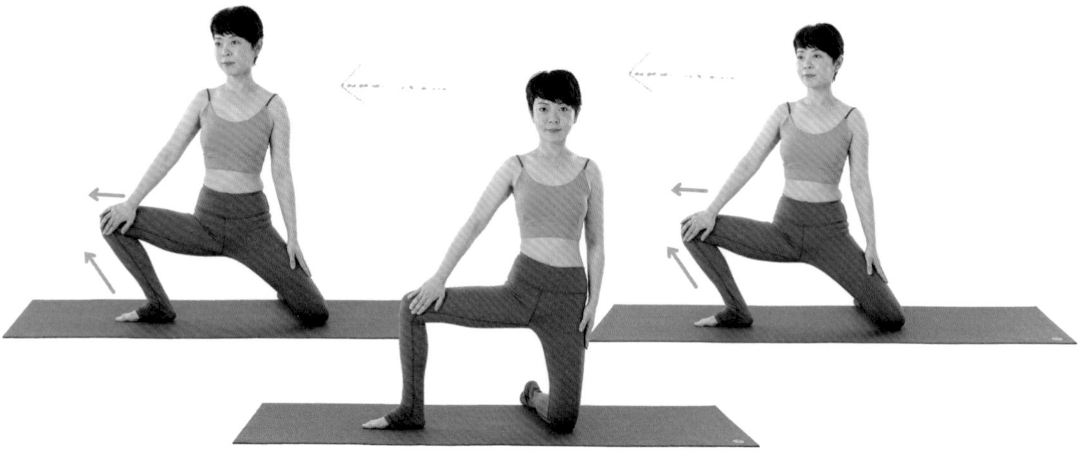

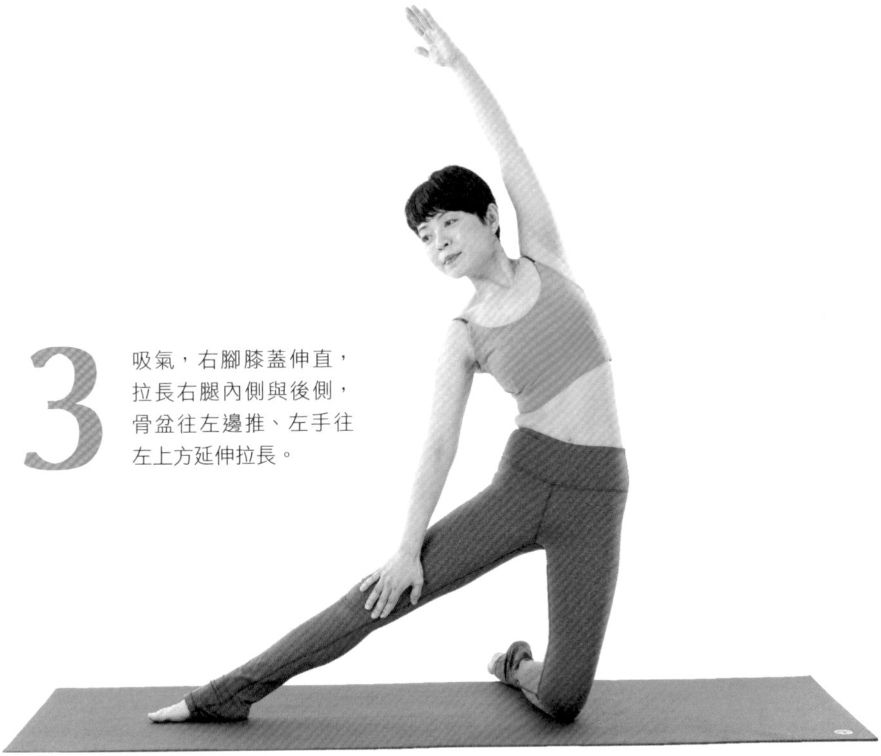

3 吸氣，右腳膝蓋伸直，拉長右腿內側與後側，骨盆往左邊推、左手往左上方延伸拉長。

4 連續兩次吐氣，彎曲膝蓋，吸氣伸直膝蓋，拉長左側骨盆與身體。

5 換右邊做步驟 1~4，左右均做完為一回。

POINT

每一回的口訣為「吐吐吸」

- 多練習有益於骨盆的穩定
- 鍛鍊身體筋膜的側線、深前線

05

腳勾內外轉

常常扭到腳

走路時容易自己的左腳踩到右腳，就算穿平底鞋也很容易扭到腳，這是因為骨盆歪斜所造成的重心不穩，才會讓我們慣性的扭到腳。

「腳勾內外轉」可以幫助我們平衡腳踝、膝關節、髖關節與骨盆的協調性，也能美化女生們的腳踝，常做就不會常常扭到腳喔！

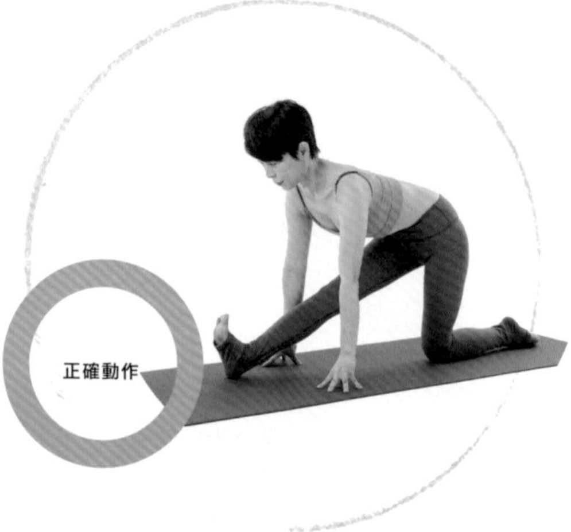
正確動作

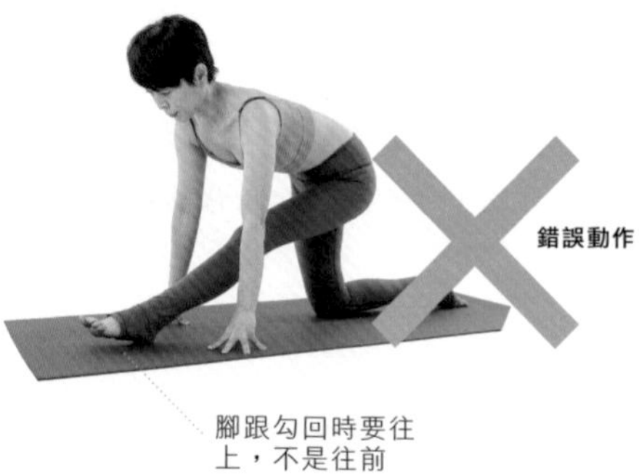
錯誤動作
腳跟勾回時要往上，不是往前

練習步驟

1 側跪姿。左手放在左腿旁，左腳彎曲平放地板上，右手放於右腳內側，右腳彎曲膝蓋 90 度，朝向右方。

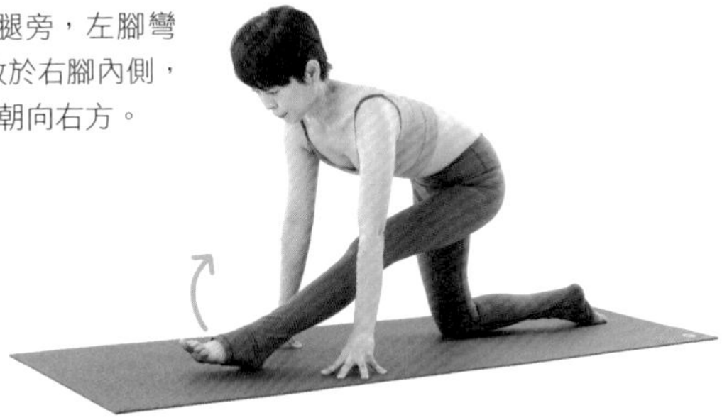

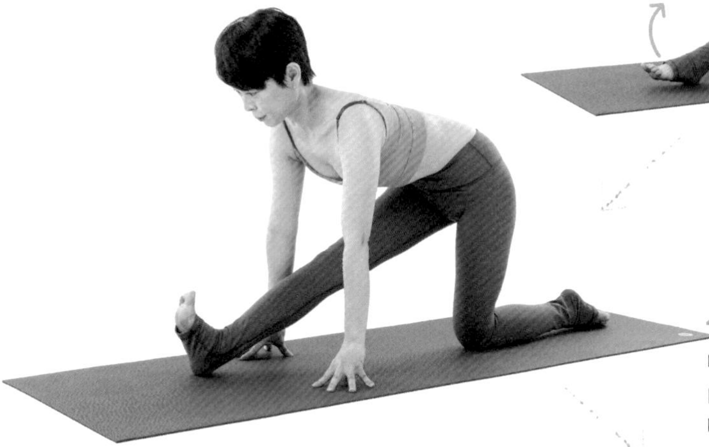

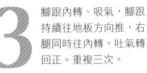

2 吸氣，腳跟用力往地板的方向推，吐氣再放鬆。吸氣推、吐氣放鬆……重複三次。

3 腳跟內轉、吸氣，腳跟持續往地板方向推，右腿同時往內轉。吐氣轉回正。重複三次。

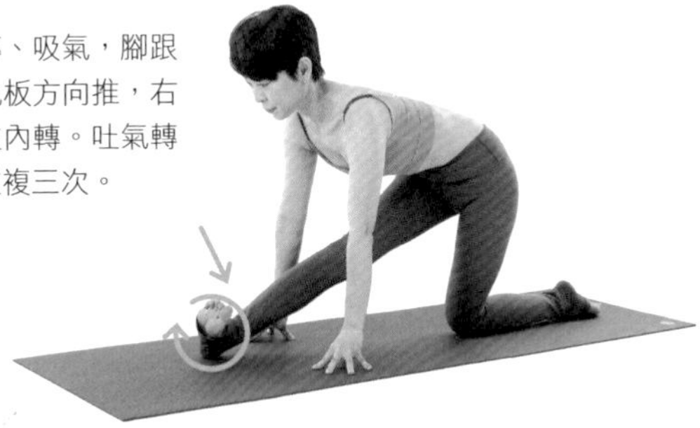

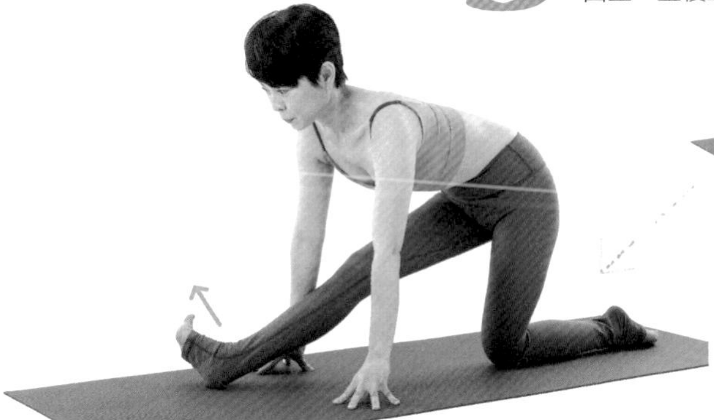

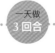

4 腳跟外轉、吸氣，腳跟持續往地板方向推，右腿同時往外轉。吐氣轉回正。重複三次。

5 做完內外轉後，換左腳往前伸直、右轉彎曲跪地，左右均做完為一回。

一天做 3 回合

POINT

- 穩定骨盆、保持骨盆在正位，沒有前／後傾
- 鍛鍊身體筋膜的淺背線、螺旋線、深前線

06

推推鑽石腳

預防靜脈曲張

靜脈曲張已經有越來越年輕化的趨勢，「靜脈」主要的工作是將身體的血液送回心臟，但是因為腿距離心臟比較遠，血液需要雙腳的肌肉收縮來幫助回流，但我們現在的人都久站或久坐，造成下肢肌肉無力、循環不佳。

「推推鑽石腳」幫助我們活化骨盆與雙腿的血液循環，更可以預防靜脈曲張的症狀。

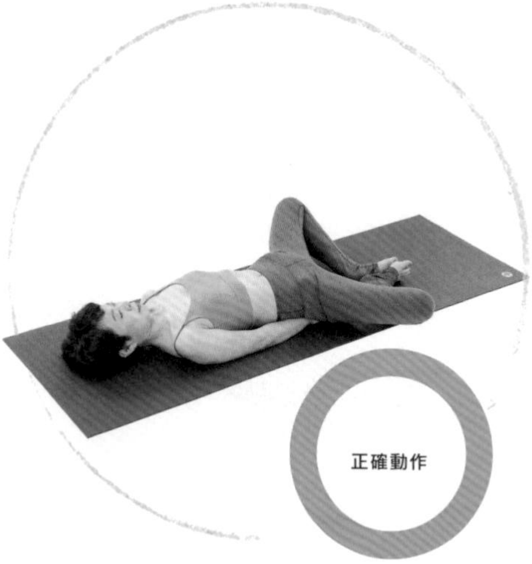
正確動作

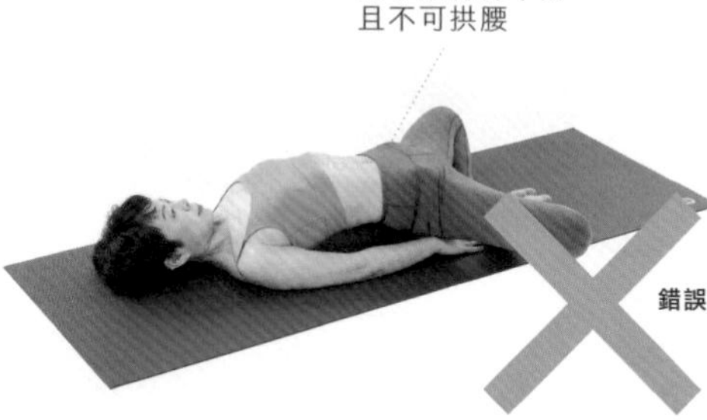
雙手放臀部下方，
且不可拱腰
錯誤動作

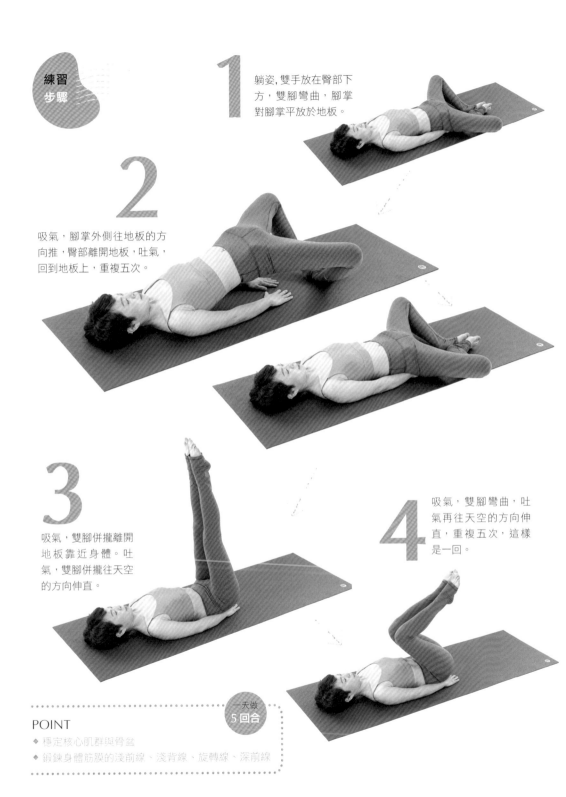

練習步驟

1 躺姿，雙手放在臀部下方，雙腳彎曲，腳掌對腳掌平放於地板。

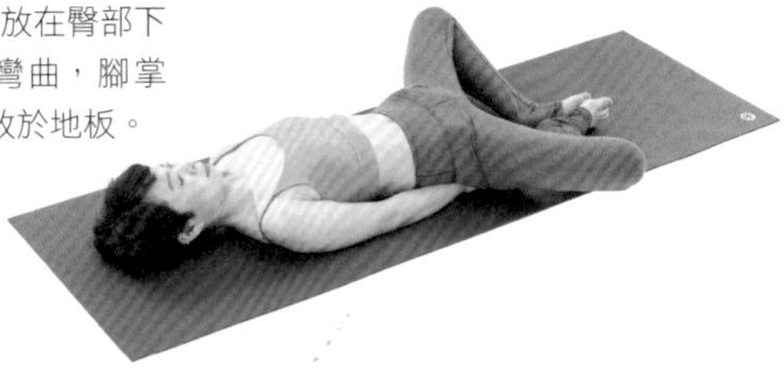

2 吸氣，腳掌外側往地板的方向推，臀部離開地板，吐氣，回到地板上，重複五次。

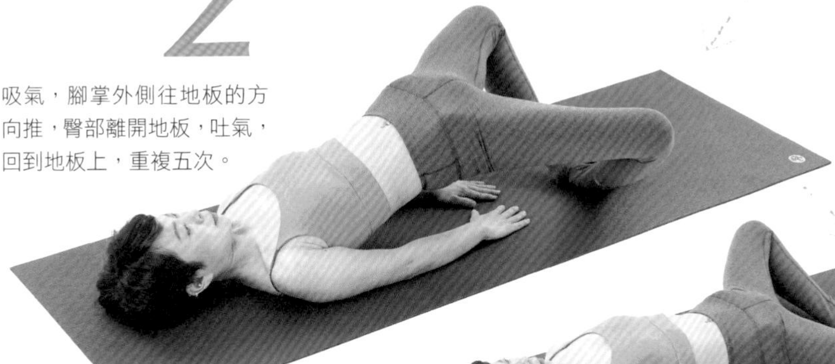

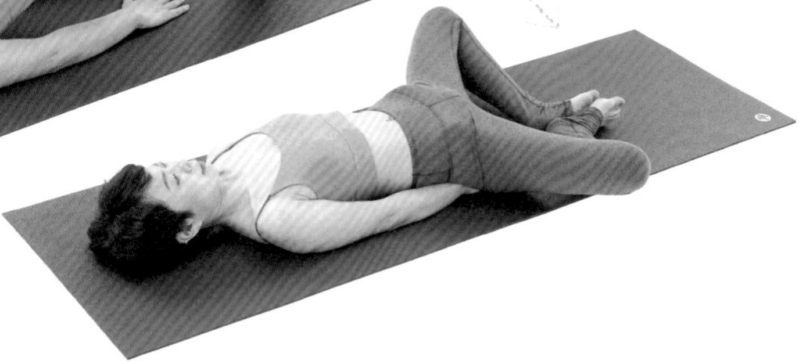

3 吸氣，雙腳併攏離開地板靠近身體。吐氣，雙腳併攏往天空的方向伸直。

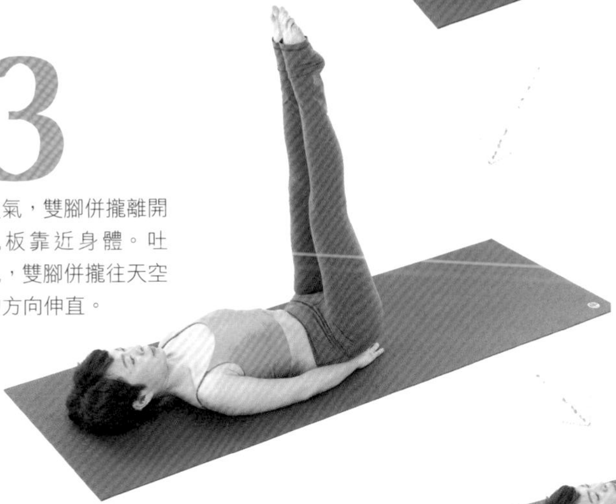

4 吸氣，雙腳彎曲，吐氣再往天空的方向伸直，重複五次，這樣是一回。

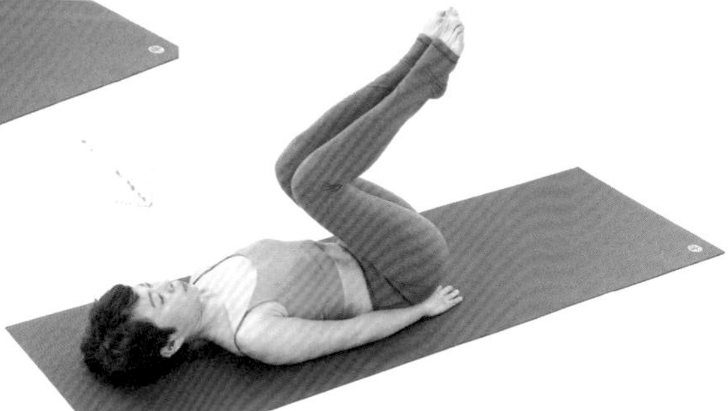

一天做 5回合

POINT

◆ 穩定核心肌群與骨盆

◆ 鍛鍊身體筋膜的淺前線、淺背線、旋轉線、深前線

下腹輪、生殖輪

主掌生命力和生殖系統

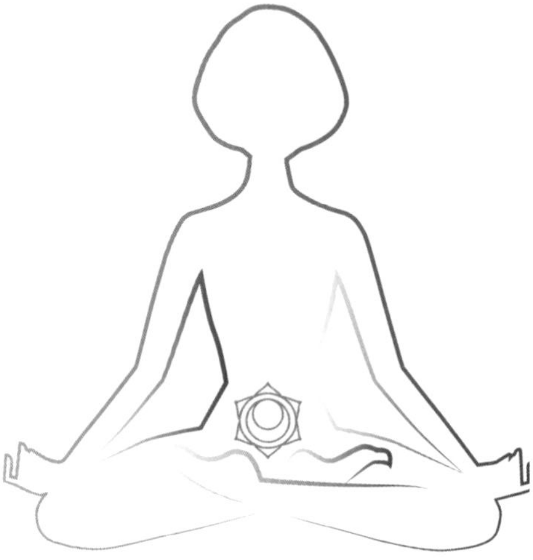

生殖輪

學會愛、增加創造力

元素

水

主掌

生殖系統、泌尿系統、
薦骨神經系統、腎上腺與性腺

對應的精油能量

快樂鼠尾草、伊蘭伊蘭、玫瑰草、茉莉、玫瑰、仕女複方

香氣宣言

親愛的宇宙，請協助我回到內在，去疼愛與關注我內在的小孩，我疼愛我自己，我把時間放在可以讓我自己快樂的事件上，我疼愛我自己，我知道，任何時候我都是最棒的，我疼愛我自己，我是我自己最親密的朋友。

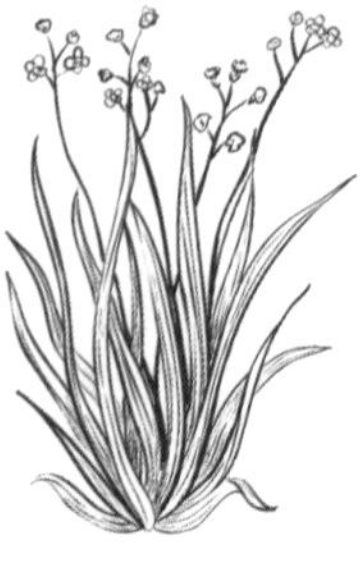

由海底輪為根基往上直到下腹輪，主要是與自己內在關係的連結。下腹輪的元素是「水」，是性能量的顯現。下腹輪在生理上影響到我們的生殖系統、泌尿系統、薦骨神經系統、腎上腺與性腺。

水是柔軟的、是涵蓋萬物的，水更是一種吸引力，能夠吸引動植物靠近並且繁衍。下腹輪位於身體的中心，是中國諸子百家中道家所謂丹田的所在處（位於肚臍與命門穴的中間），與我們的生殖力、下背部和髖部、膀胱、腎臟、卵巢、睪丸，都有著直接的關係。

下腹輪是督脈運行的起點（長強穴），同時也跟我們的足少陰腎經、足太陽膀胱經有關。下腹輪失衡會有腰背痛、坐骨神經痛、性慾低、骨盆疼痛、月經問題等等。

下腹輪的平衡與否會關係著我們與自己的關係、與子女的關係以及親密關係。跟我們創造力和情感的表達有關，接納自己更是維持下腹輪平衡的主要功課，若我們老是抱著羞恥心與批判，那麼就會容易下小腹輪的部位產生疾病，比如直腸、子宮肌瘤相關疾病等問題。

下腹輪過度萎縮會產生性冷感、不喜歡自己、壓抑情緒、性功能障礙、厭惡自己等等。過度擴張則會有太過度依賴性愛、過度自戀等情形出現。維持平衡的下腹輪，會讓我們真正的回到自己的內在與自己在一起。

01

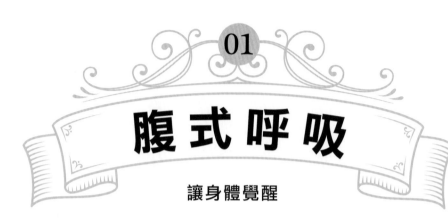

腹式呼吸

讓身體覺醒

剛出生的小嬰兒其實是用肚子在呼吸的，像吹氣球一樣。吸氣的時候肚子會鼓起來，吐氣的時候下沉，這也是我們所說的腹式呼吸法。腹式呼吸是一種可以幫助深層放鬆與吸入最多氧氣的方法，這種緩慢且深長的呼吸方式，可以幫助我們平衡自律神經系統，刺激副交感神經系統，副交感神經系統主要的功能是掌管放鬆，所以腹式呼吸法的練習可以降低焦慮的情緒與內在的不安，我們更可以透過腹式呼吸的練習來加強身體內毒素與廢物的排出，特別是消化系統與呼吸系統。

那我們到底要怎樣做到腹式呼吸呢？首先得先放鬆自己的呼吸，不要太用力，輕輕並且緩慢地吸氣，感覺吸氣的時候像吹汽球一樣的從下腹部把肚子鼓出來，吐氣的時候，再把鼓出來的部位放鬆回到原來的位置。

練習步驟

1 坐著或是躺在床上，可以把緊繃的衣服鬆開來，讓身體可以徹底的放鬆。

2 輕輕的閉上雙眼，讓雙手舒服的放在腹部上，下腹輪的位置。

3 我們將用鼻吸嘴吐的方式來練習，並且把注意力放在雙手的起伏上面。

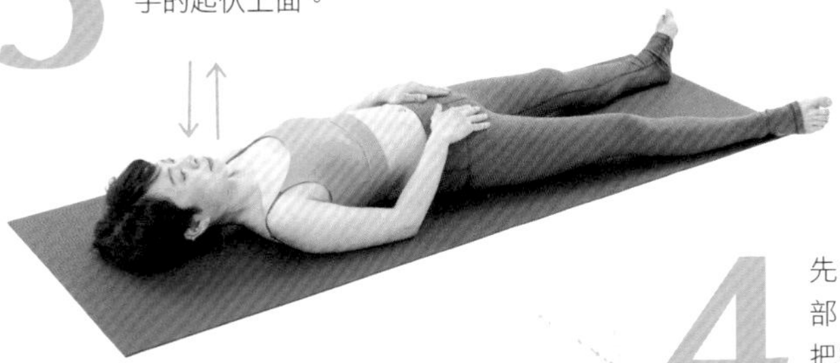

4 先從吐氣開始，感受身體的廢棄從腹部、胸部、喉嚨到口腔，再從嘴巴輕輕把空氣吐光：這時候同時可以感受到雙手會慢慢的往身體的方向下沉。

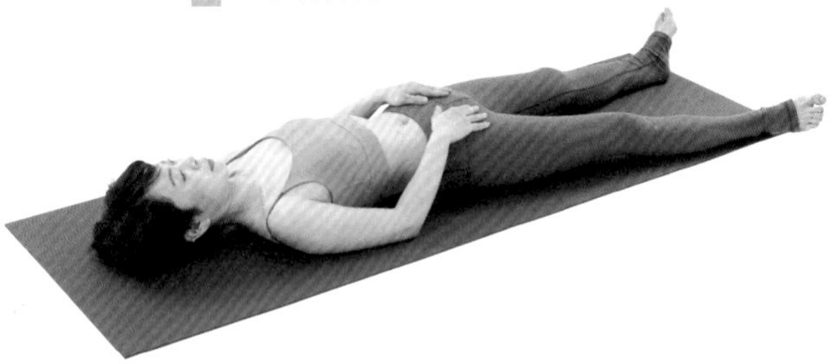

5 吐氣之後，接著從鼻子緩緩地吸氣，將空氣輕輕且平均的吸入，感受新鮮的空氣經由鼻子、喉嚨、胸腔在進入下腹部，這時候同時也會感受到雙手輕輕地往外鼓起。

6 腹式呼吸了練習就是這樣的一吸一吐、鼻吸嘴吐。

一天做 5 回合

POINT

腹式呼吸的練習可以隨時隨地做，當你感受到緊張、需要放鬆的時候，都可以在任何方便的場所，閉起你的眼睛，讓自己透過腹式呼吸的練習，達到身心放鬆的幫助。

02

來回愛自己

改善生理痛

骨盆腔是我們生殖系統主要的所在處，當骨盆腔的循環與位置出現問題，我們的生殖系統也就會跟著出狀況，生理期的週期不正常以及生理痛也都可能是骨盆歪斜與循環不良所引起的狀況。

下腹輪的功課是愛自己，愛自己的第一要素是好好從內照顧自己開始，從現在就開始好好學著疼愛自己吧！

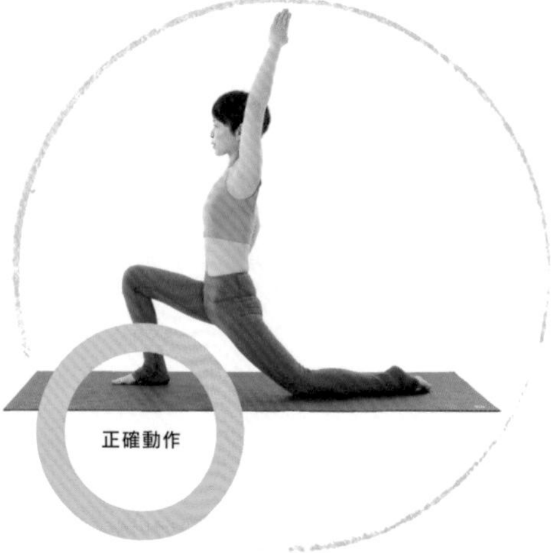

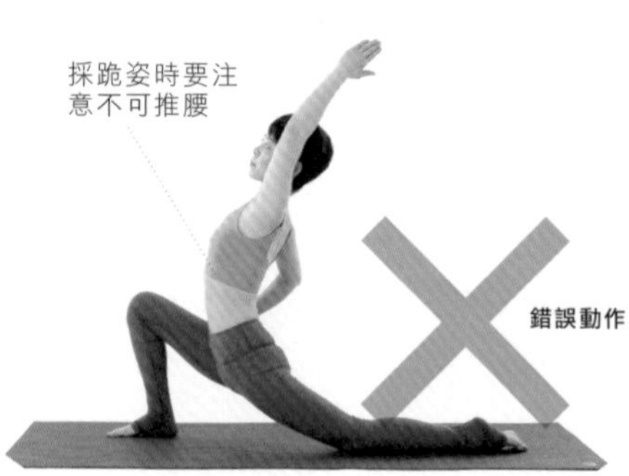

練習步驟

1 採單腳跪姿，身體與臉部朝向正前方，骨盆回正。右腳彎曲 90 度踩在地板上。左腳 90 度彎曲跪在地板上。

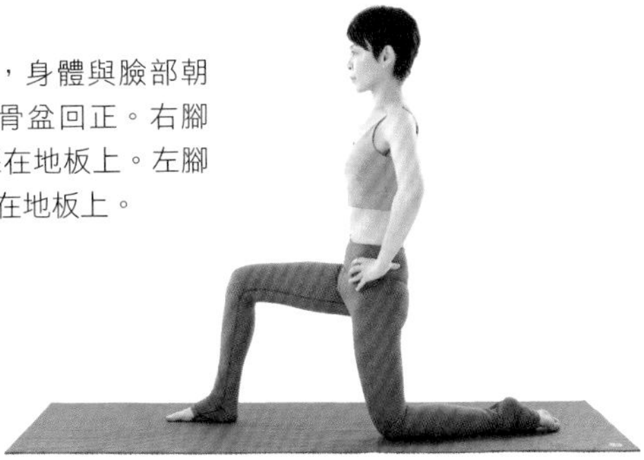

2 雙手叉腰。保持脊椎往天空的方向拉長，吸氣，彎曲右膝蓋往前，吐氣再回到膝蓋 90 度的位置。

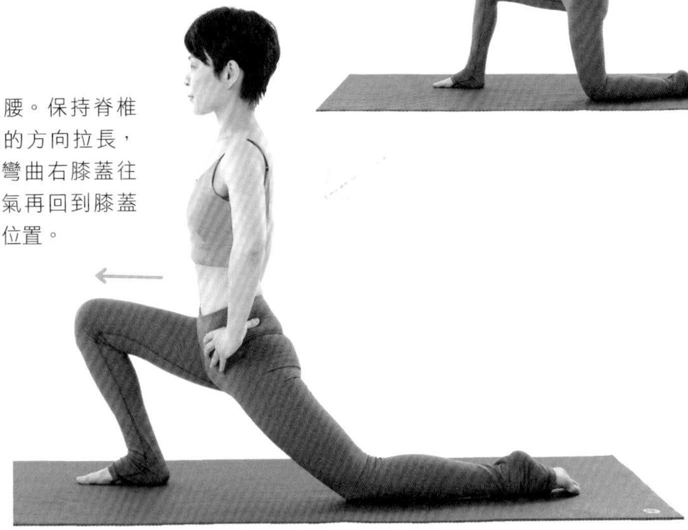

3 吸氣彎曲膝蓋往前，吐氣再回到正位。配合呼吸，重複這樣的動作四次。

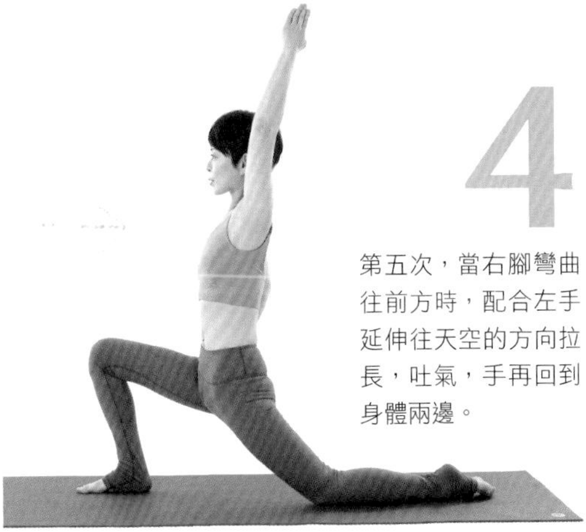

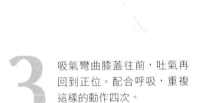

4 第五次，當右腳彎曲往前方時，配合左手延伸往天空的方向拉長，吐氣，手再回到身體兩邊。

5 重複加上手的延伸一樣做四次，再換邊做，左右均做完為一回。

一天做 3 回合

POINT

一天建議可以早、中、晚各做一回，共做三回

- 練習時保持骨盆在身體正中的位置
- 鍛鍊身體筋膜的淺前線、淺背線、深前線

03

青蛙跳跳

改善婦科疾病

所有和女性生殖系統相關的疾病就算婦科疾病；像是白帶異常、月經週期不正常、月經失調或經痛等等都是。

婦科疾病發生的原因大多來自於骨盆腔的血液循環不良，以及情緒的壓抑，常做青蛙跳跳姿勢可以改善骨盆與髖關節的血液循環，對於改善婦科疾病會有很大的幫助。

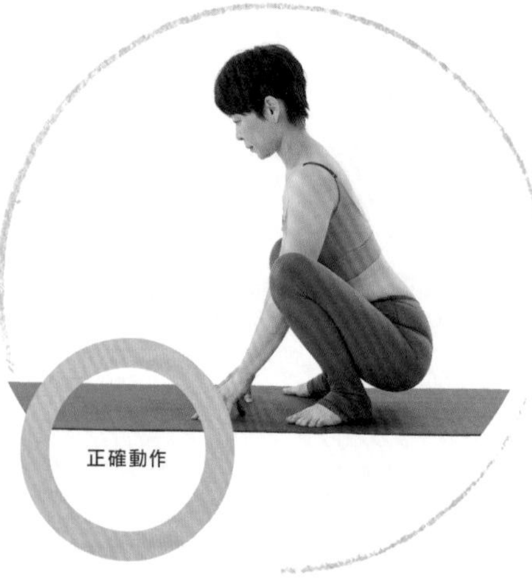

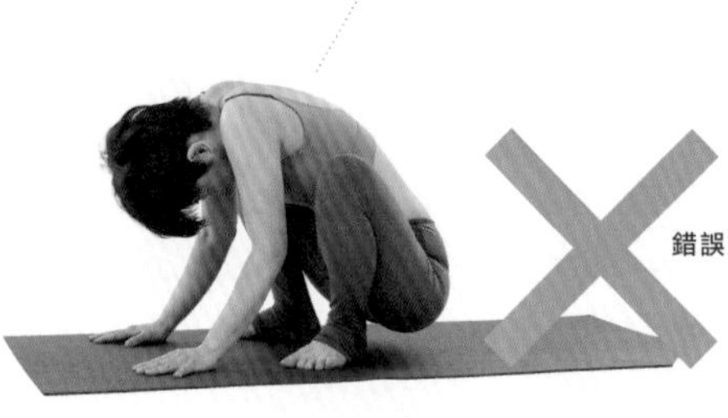

練習
步驟

2

吸氣，頭往下放鬆頭部，雙腳伸直，吐氣，再彎曲膝蓋回到蹲姿。吸氣放鬆頭部伸直雙腿，吐氣，彎屈膝蓋回到蹲姿，重複這樣的慢速吐吸三次。

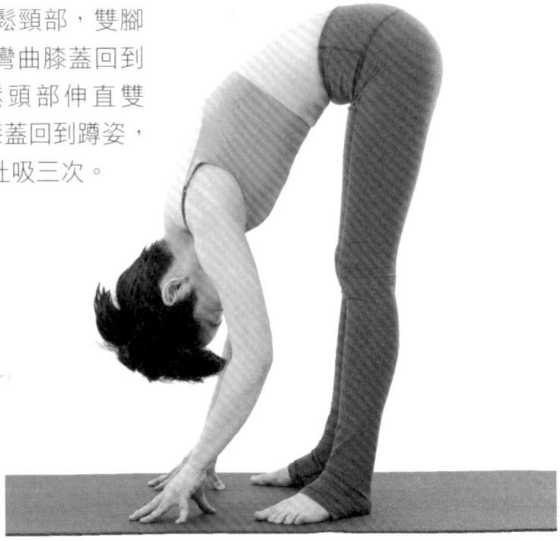

1

蹲姿。雙腳打開跟肩膀一樣寬，腳指頭朝外，雙手放在身體的前方。

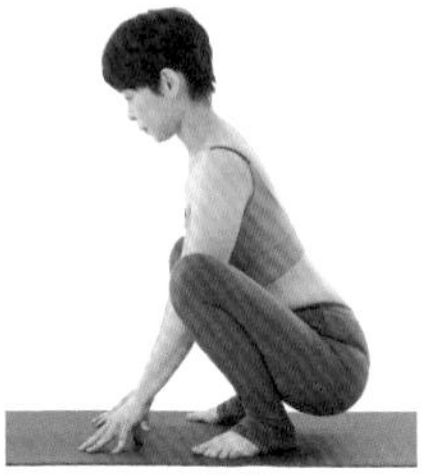

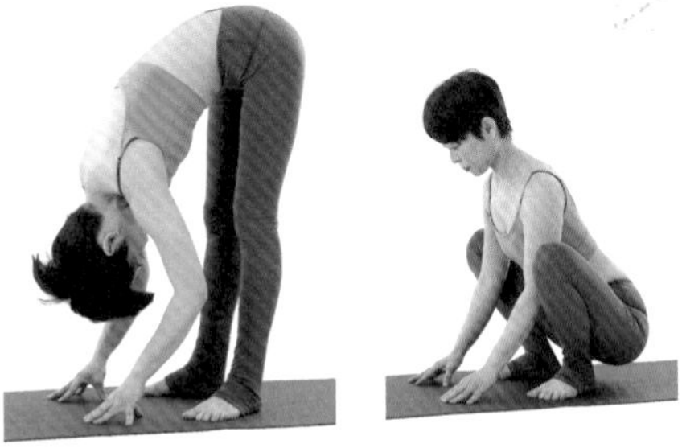

3

接下來一樣的動作加快，吸氣，再次地伸直雙腿，吐氣，往下彈彈，這次放鬆骨盆讓重量下沉到髖關節連續兩次；吸氣，再回到伸直雙腿，吐氣放鬆髖關節讓重量下沉往下彈彈兩次，回到蹲姿，重複這樣的吸吐吐一共四次。

4

吸氣，伸直雙腿，吐氣，再用捲的一節一節的捲起脊椎，回到站姿，這樣為一回。

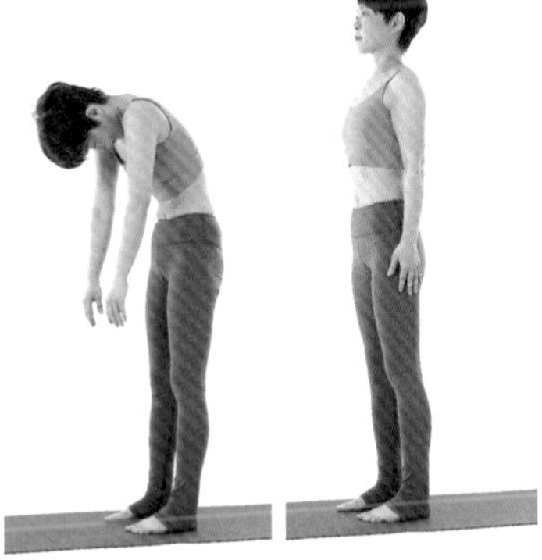

一天做
3 回合

POINT

吐吸慢速 3 次 + 快速 4 次 + 捲回脊椎算是一回，早晚至少各做一次，如果有時間還是建議每天做早中晚三次

- 練習時保持骨盆在身體正中的位置
- 鍛鍊身體筋膜的淺前線、淺背線、螺旋線、深前線深前線

04

招手美人魚

改善坐骨神經痛

坐骨神經痛是一個比較通俗廣泛的說法，主要用來說明下背痛與雙腳會有痠麻感，通常坐骨神經痛會有一定的路徑，從腰部到骨盆、臀部到退後側到小腿處，這樣的狀態都會被歸納在做骨神經痛裡面。

「招手美人魚」可以確實伸展腰部到臀部，以預防改善坐骨神經痛。

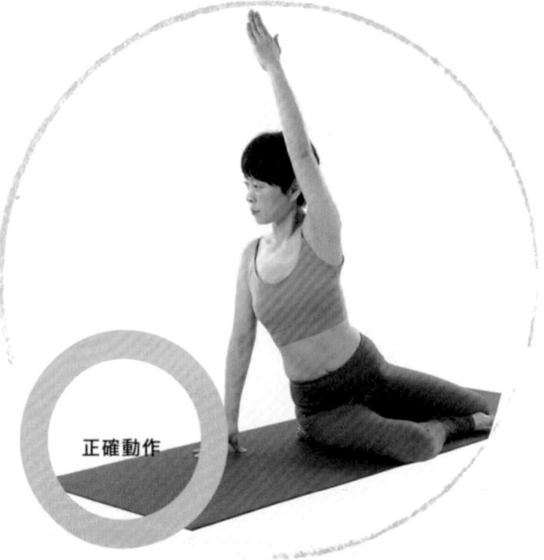

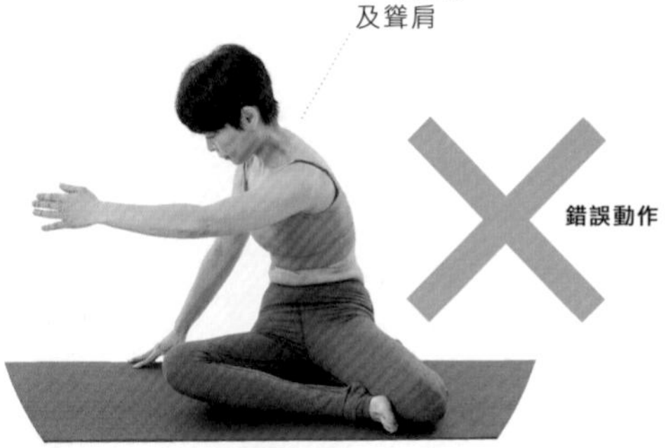

練習步驟

1

雙手延伸拉長在身體兩側，右腳彎曲在前方，左腳彎曲往後。讓小球放在右邊臀部下方。

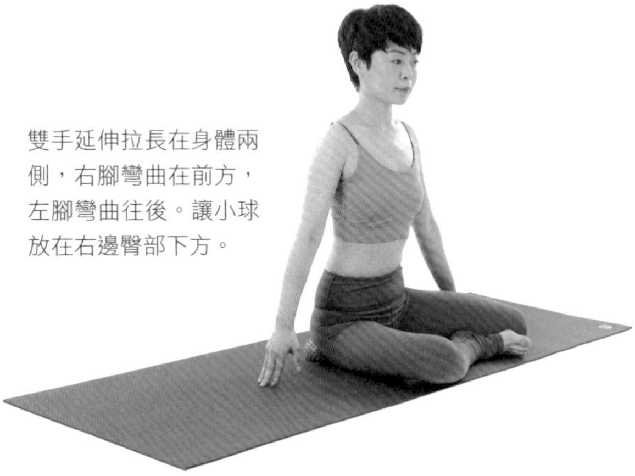

2

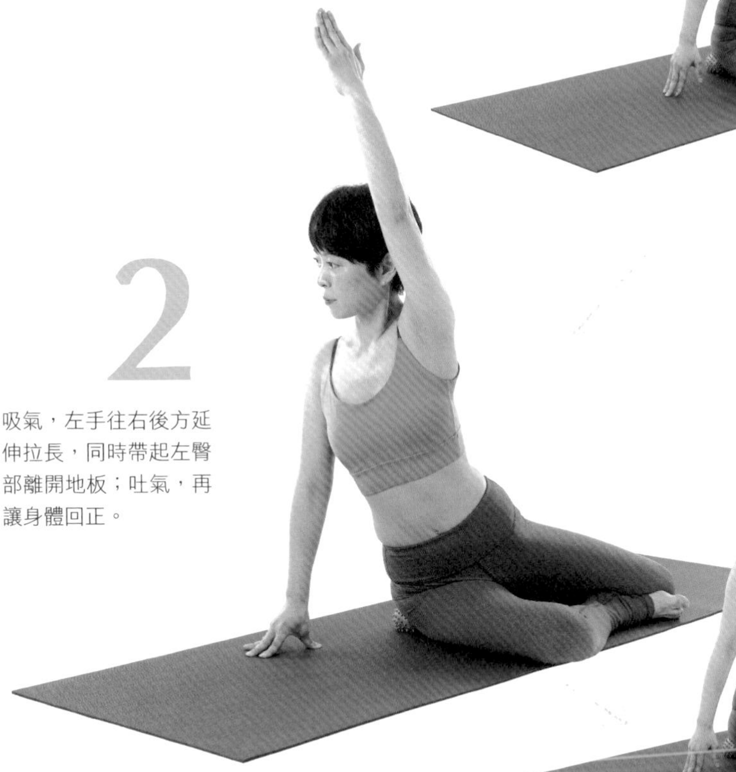

吸氣，左手往右後方延伸拉長，同時帶起左臀部離開地板；吐氣，再讓身體回正。

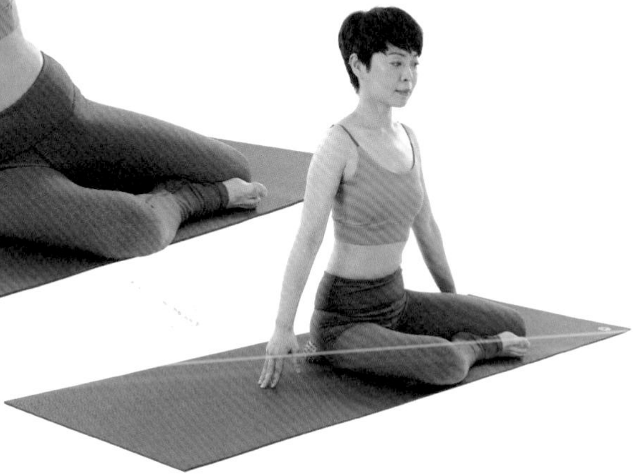

3

吸氣，再次的拉長左手到右後方，吐氣，再回正，重複這樣的動作八次。左右均做完為一回。

一天做
5 回合

POINT

一回合做 8 次

- 骨盆、髖關節活動度的練習
- 鍛鍊身體筋膜的側線、深前線、螺旋線、功能線

05

弓箭步彈彈

改善心情鬱悶

下腹輪的平衡重點在於回到內在愛自己，平時造成不開心、心情憂鬱的原因有很多，可能是外在因素或內在因素、因為他人的影響、自己的無法釋懷……等。

但是別忘了一件事，只要我們把注意力和視線回到自己身上，那就沒有什麼可以影響到你的了。

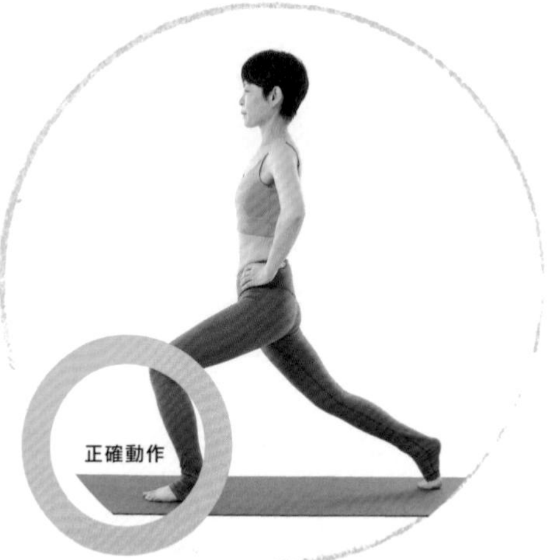
正確動作

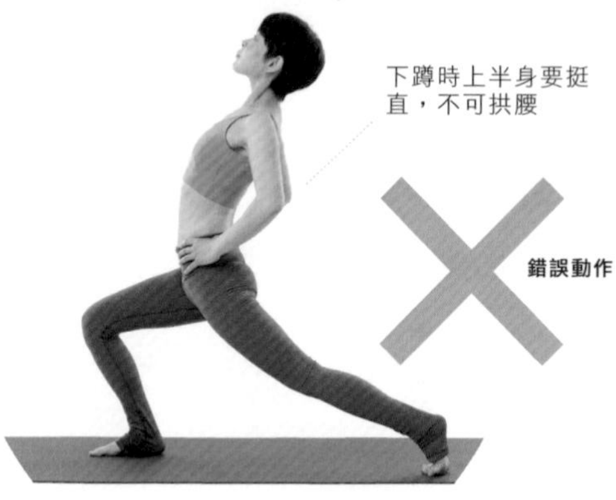
下蹲時上半身要挺直，不可拱腰
錯誤動作

練習
步驟

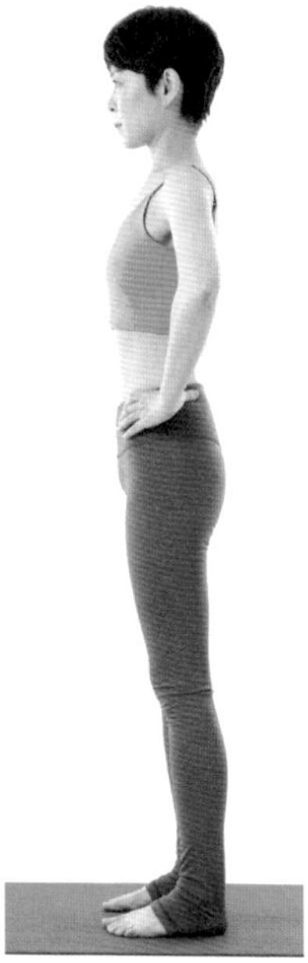

1

站姿，雙手插在腰上，保持骨盆與身體朝正前方。

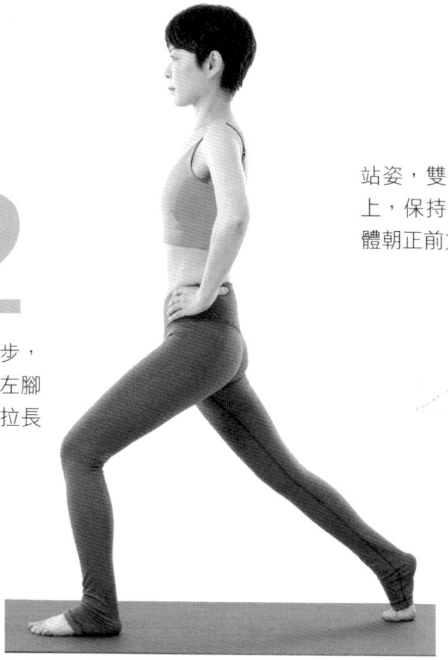

2

右腳往後踩弓箭步，連續吸氣兩次，左腳膝蓋彎曲下蹲，拉長右大腿前側。

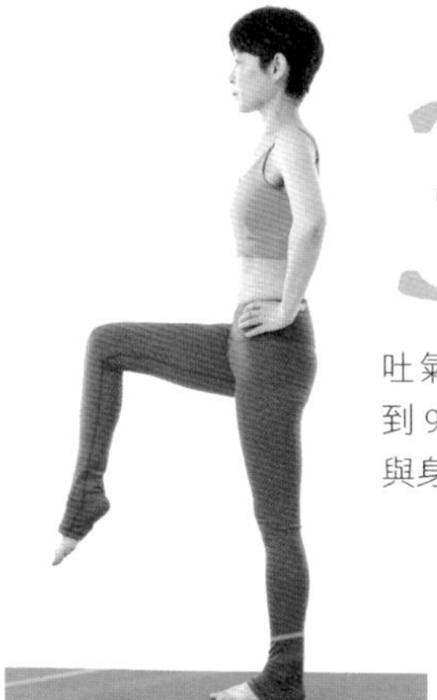

3

吐氣。右腳往前抬到 90 度。保持骨盆與身體在正中央。

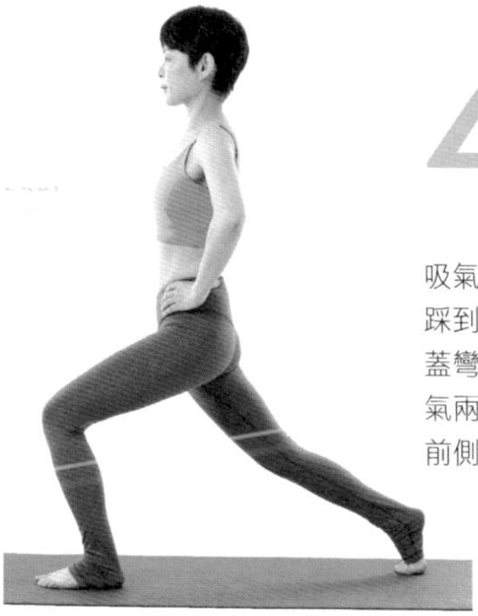

4

吸氣，再把右腳往後踩到弓箭步，左腳膝蓋彎曲下蹲，連續吸氣兩次，拉長右大腿前側。

5

重複這樣的動作八次，換邊，左右均做完為一回。

一天做
2~3 回合

POINT

- 多加練習可讓骨盆回正且更穩定
- 鍛鍊身體筋膜的淺前線、淺背線、深前線

06

上下拉出馬甲線

改善小腹凸

小腹凸真的不代表你很胖，而是你骨盆的位置前傾與前側筋膜無力，所以才會讓你的小腹看起來變成大腹便便。別擔心，我們只要一天3～5次的把前側筋膜拉長，讓骨盆回歸到原有的位置，突出的胃與小腹就會乖乖地回到應有平坦的位置了。

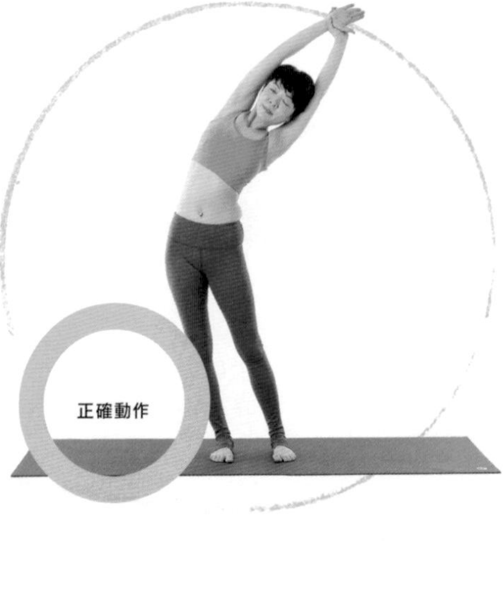
正確動作

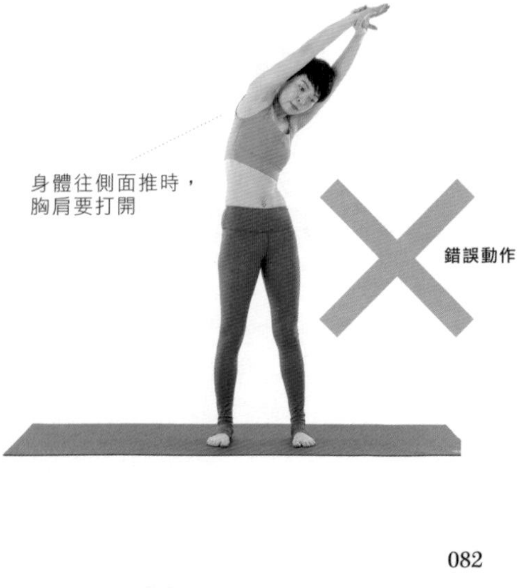
身體往側面推時，
胸肩要打開
錯誤動作

練習步驟

1 站姿，雙腳打開跟肩膀一樣寬，雙手平放在身體兩側。

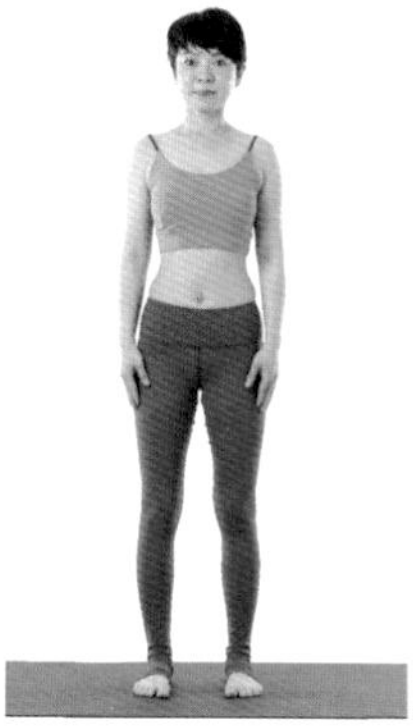

2 吸氣，腳尖踮高，雙手從前方拉高至頭頂。

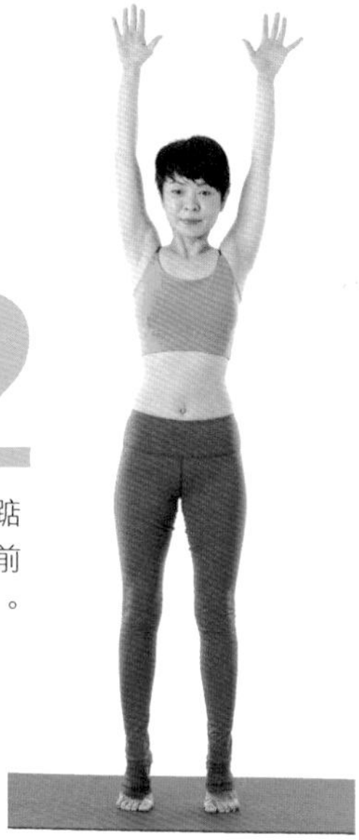

3 吐氣，膝蓋蹲，雙手再從前方由下往後拉。重複這樣的動作四次。

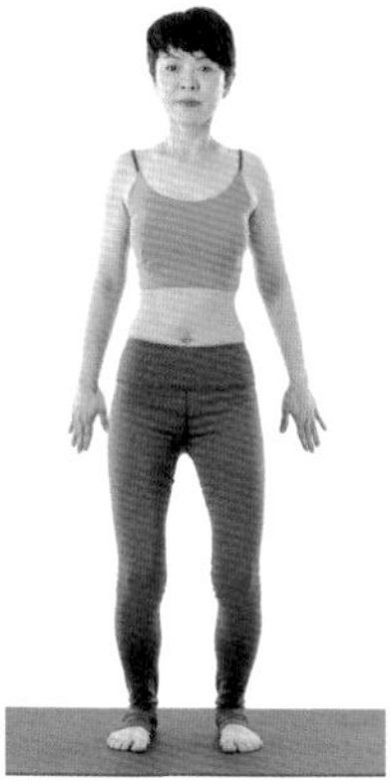

4 吸氣，再一次踮腳尖，雙手拉高至頭頂。

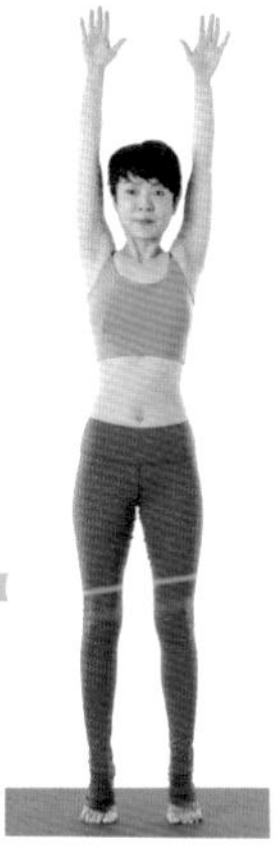

5 右手拉著左手腕，保持身體穩定不動。

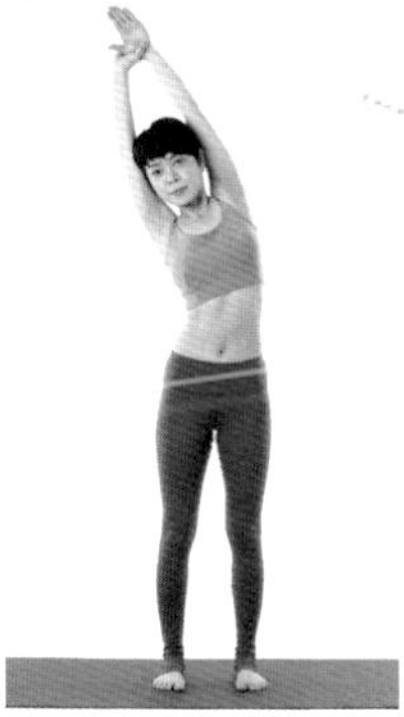

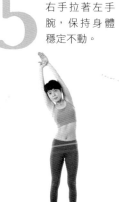

6 左骨盆水平的往左邊推，吸氣身體回正，吐氣再往左邊推。重複這樣四次。

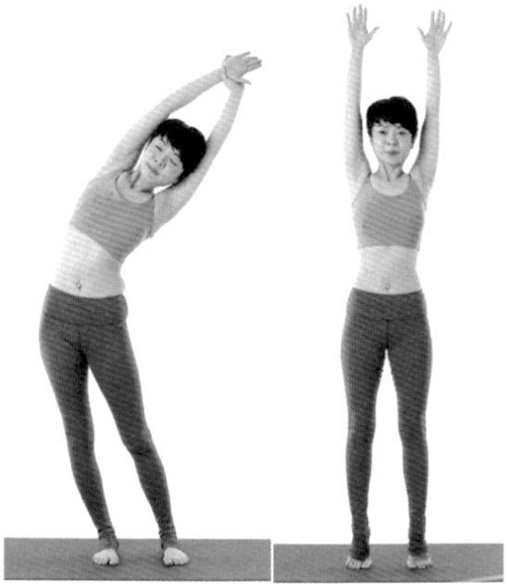

7 吸氣回正，換邊重複步驟 3~6，左右均做完為一回。

一天做 4 回合

POINT

- 保持骨盆穩定，身體維持在正中的位置
- 鍛鍊身體筋膜的淺前線、深前線

上腹輪、臍輪

負責生命的動能

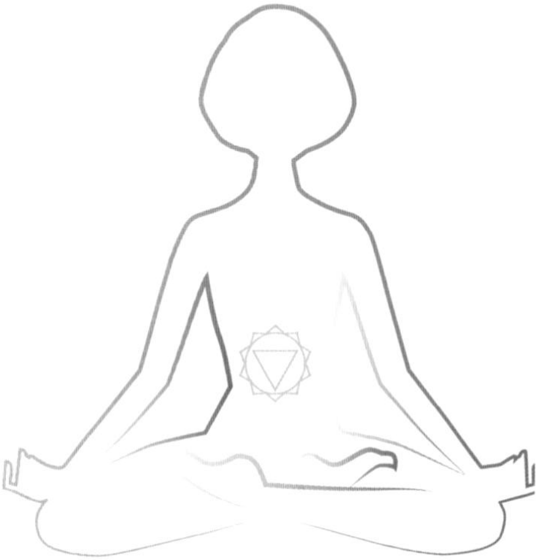

臍輪

熱情與動力的來源

元素

火

主掌

消化系統、腰椎神經叢、大小腸

對應的精油能量

甜茴香、薄荷、樂活複方、檸檬、萊姆、百里香、茴香、檸檬香茅

香氣宣言

親愛的宇宙，請給我像磁鐵般一樣的熱情，我已經有能力吸引任何我想吸引的人事物，我願意用我的熱情來點燃勇氣與毅力，我擁有自信也已經準備好迎接所有一切。

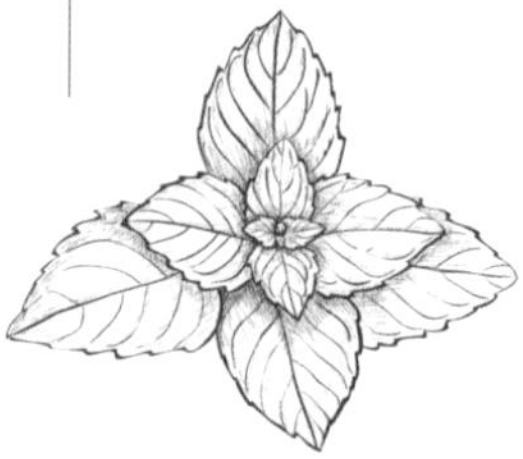

上腹輪又稱臍輪、太陽神經叢或是胃輪。這個位置呈現出我們實現人生夢想的動力所在。生理上影響著我們消化系統、腰椎神經叢、大小腸等等，主要是負責熱量轉換的器官，元素是屬火，代表的顏色是黃色。上腹輪是負責生命的動能，也是我們對事情的熱誠與轉化能力的展現，是我們事業狀況的反應。這也是為什麼，當我們緊張焦慮時，會很容易出現胃痛的問題，現在的人生活壓力大，經常都處於高壓的狀態下，飲食不正常已經成為一種慣性的常態，不是暴飲暴食就是忽略飲食，若沒有去察覺身體的狀況，習慣性的胃不舒服最容易衍生成疾病。平衡的上腹輪會讓我們對於事業有熱情、衝勁，將我們的想法變成行動力，但是失衡時會產生消化問題，人懶洋洋，提不起勁。

我們從另一個角度來看脈輪，第一個是海底輪，海底輪是維持我們「生理需求」，我們唯有在生理需求被滿足之後，往上那層的需求才會有能量運轉起來。第二個是下腹輪，下腹輪負責著我們滿足自己的內在慾望，只有生理跟安全需求被滿足後，更高一層的能量才能穩定的發展。第三個是我們的上腹輪，是我們從自己出發，開始往外發展的經過，包含了被接納、關注、自己的角色定位等等。

橫隔膜呼吸法（3D呼吸法），開啟覺知

橫隔膜是一層骨骼肌薄膜，像降落傘一樣隔開我們的胸腔與腹腔，是我們主要的呼吸肌群。

吸氣時，橫隔膜下降、肺部擴張，肋骨會輕輕地往兩側與後背推開。吐氣時，橫隔膜回升、肺部收縮，往兩側與後部擴張的部位再輕輕的回復到原來的位置，橫隔膜呼吸也屬於腹腔的內臟運動。因為橫隔膜的伸展，會幫助腹腔中大量的靜脈血液壓縮到心臟，是一種促進血液循環與活絡身心組織與心肺的直接內臟運動，是屬於有效率的呼吸法。也因為呼吸時，肋骨會往3D的方向運動。因此，我們把橫隔膜呼吸法稱作為「3D呼吸法」。這樣有效率的呼吸不單單只是生理上的將氧氣帶入身體做氣體交換，更可以提升血液中的含氧量，是一種自我淨化、能量轉換，提升覺知、提升意識的方法。

01

貓背伸展

改善消化不良

身體消化不良不單指生理狀況，如果是工作繁重、壓力過大也是消化不良的現象，是因身體前側的筋膜過於無力與淺後線過於緊繃所產生。

「貓背伸展」做這個動作可以讓前後側的筋膜達到平衡，這樣不但可以改善我們的消化問題，更可以平衡我們的上腹輪，也能讓事業更順暢唷。

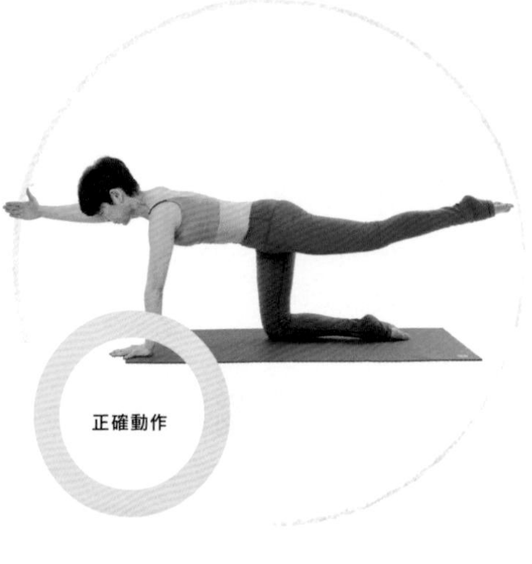

身體延伸拉長時，背要保持平整，不可下凹

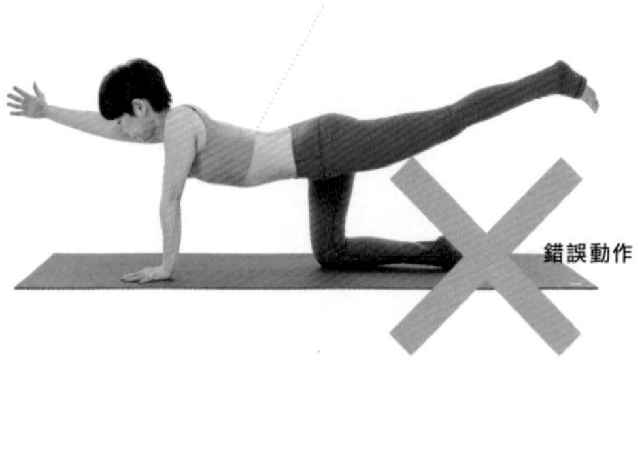

練習步驟

1

四足跪姿。保持脊椎骨盆穩定，手肘不鎖死。

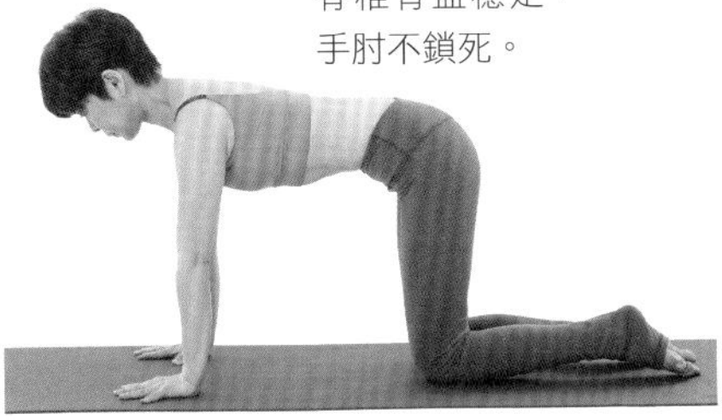

2

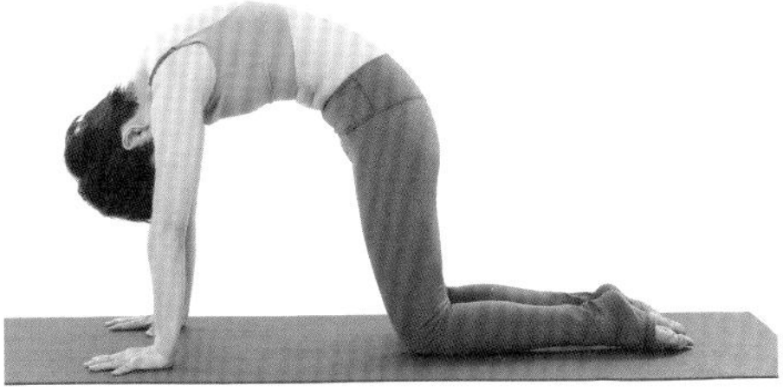

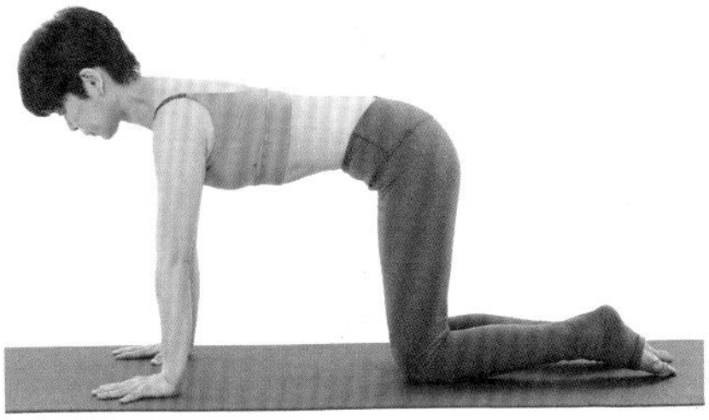

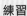

吸氣，從肚皮前側拉長，延伸脊椎，吐氣，肚子往內收，頭和臀部均往內收，拱背再回正。重複三次。

3

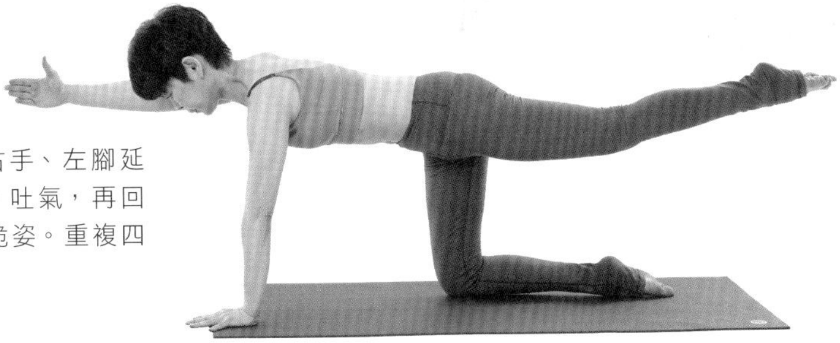

吸氣，右手、左腳延伸拉長。吐氣，再回到四足跪姿。重複四次。

4

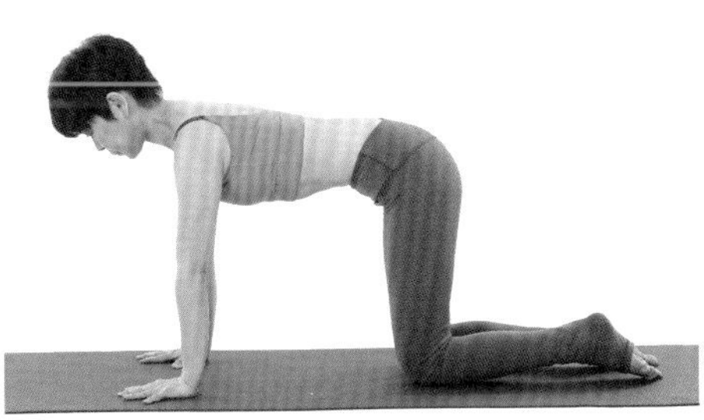

最後吸氣回四足跪姿。換成左手做步驟 2~3，左右均做完為一回。

一天做
3回合

POINT
左右側做完為一回

02

坐姿開蓋子

改善胃痛

上腹輪失衡，會造成前側筋膜緊繃，不但會造成消化不良、胃痛，同時更是提醒我們應該好好的正視現在自己在做的事情，是不是也是讓你無法消化呢？

胃痛、消化不良等症狀都是上腹輪失衡的徵兆，也是你的生活和壓力失衡的表現喔！

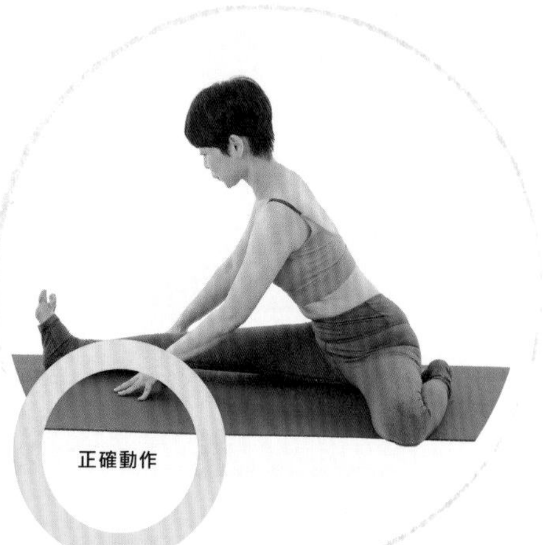

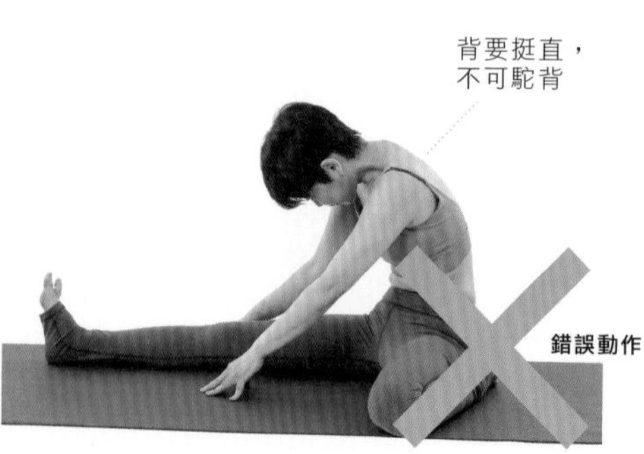

練習步驟

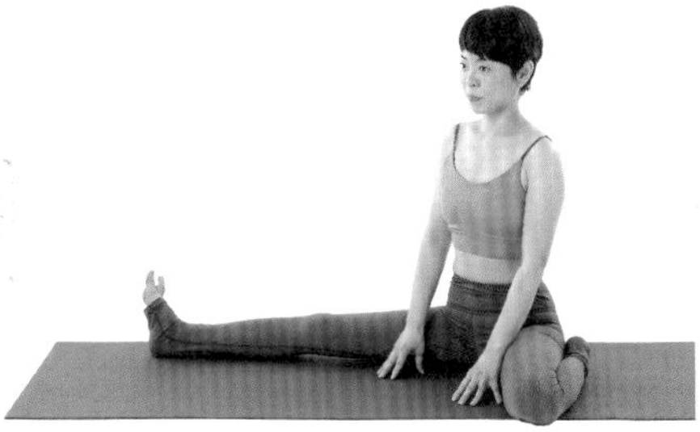

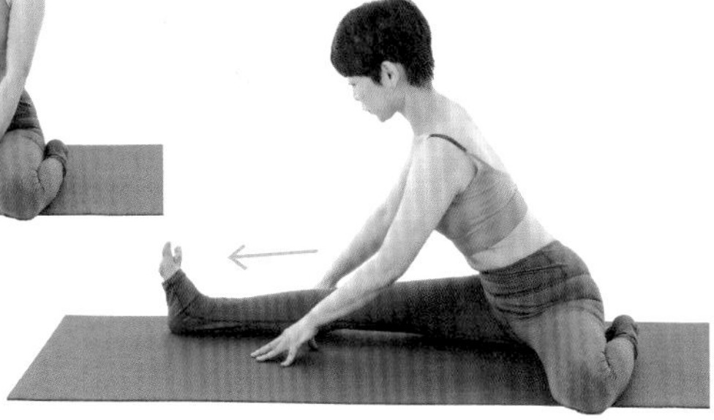

1

坐姿，左腳往後彎曲腳背貼地，右腳往前方伸直。背部挺直往前，雙手放於右腳的兩側。

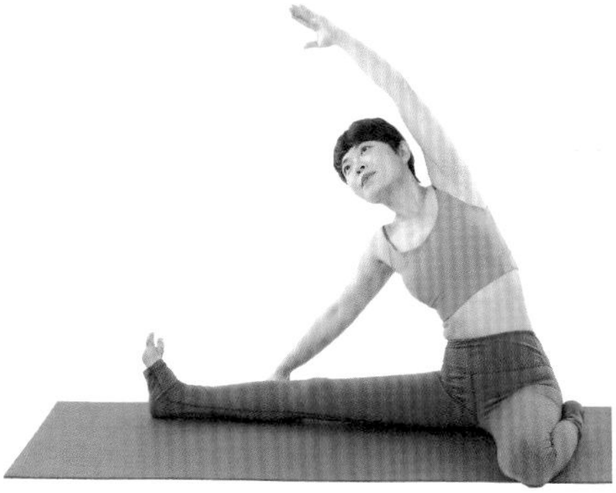

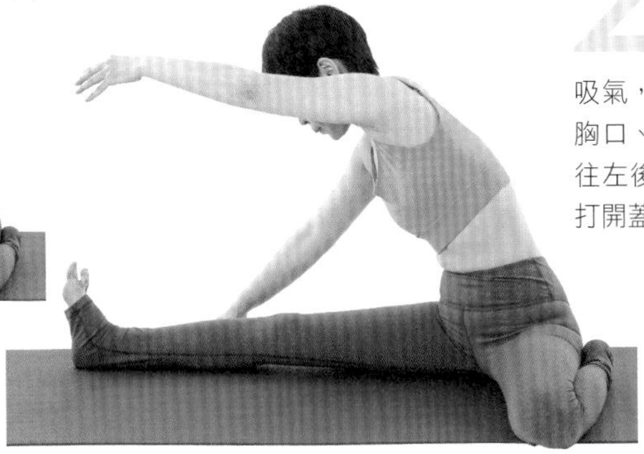

2

吸氣，從左肚子，左胸口、左肩膀，慢慢往左後方拉長，好像打開蓋子一樣。

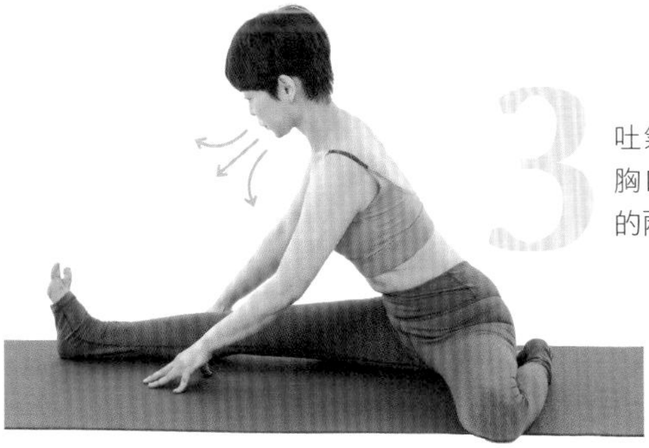

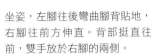

3

吐氣，身體從左肚子，左胸口、左肩膀拉回到右腳的兩側，一共開蓋子四次。

4

換邊一樣動作，左右均做完為一回。

一天做
4回合

POINT

- 動作操作上要注意兩邊的坐骨要穩定地坐在地板上，穩定骨盆
- 鍛鍊身體筋膜的螺旋線、功能線、深層線

03

眼鏡蛇伸展

改善便祕

大多數的人都以為眼鏡蛇動作是作用在後彎，殊不知都錯了，其實所有後彎的動作都是在拉長前側筋膜呀！

前側筋膜緊繃會也會造成消化不良、便祕等問題。讓我們用不一樣的方式來做你或許已經很熟悉的眼鏡蛇姿勢，來看看有什麼不同。

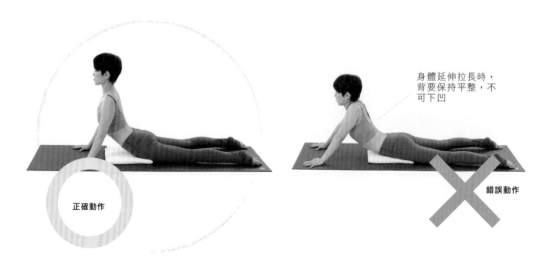

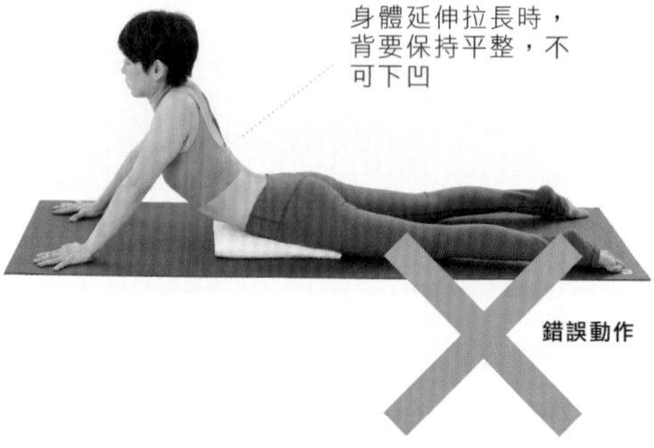

練習步驟

1

採趴姿，把毛巾枕在骨盆前側，雙手放在肩膀兩側。

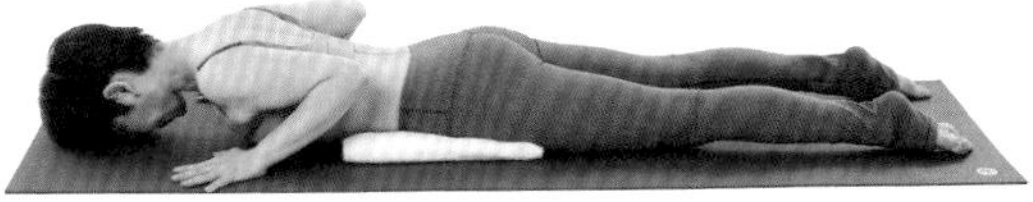

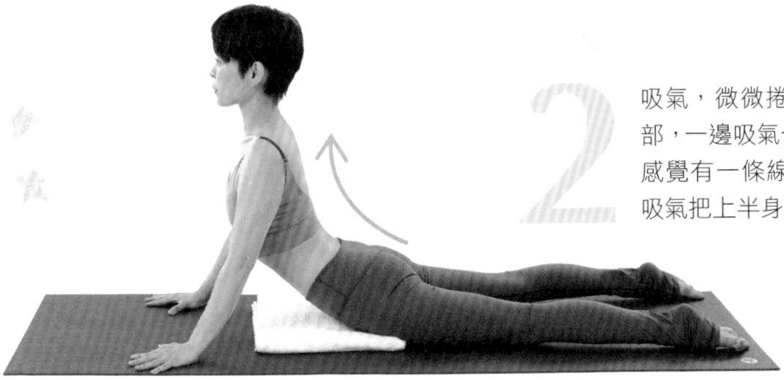

2

吸氣，微微捲骨盆，拉長下背部，一邊吸氣一邊從下背拉長，感覺有一條線從身體前側隨著吸氣把上半身帶起來。

3

吐氣。再讓身體慢慢的回到地板上。重複這樣的呼吸，一共四次。

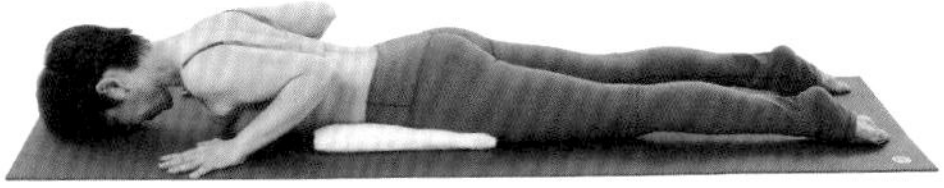

4

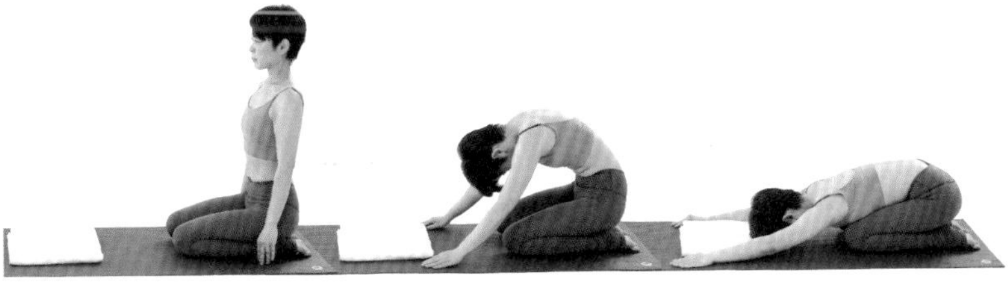

吸氣，彎曲手肘把身體往後推到嬰兒式，吐氣，再用捲的把身體捲回來成跪坐姿。

5

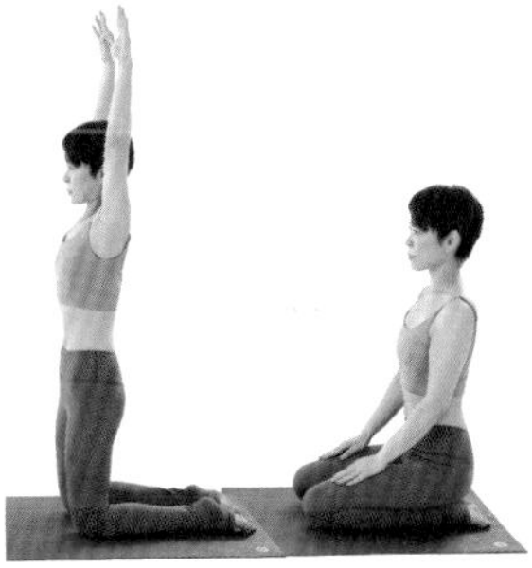

吸氣，臀部離開小腿，雙手往上拉長，吐氣，再回到坐姿，重複四次。

一天做 4回合

POINT

- 趴姿時要讓骨盆前側平均貼在地板或毛巾上
- 鍛鍊身體筋膜的淺前線、淺背線和深層線

04

前彎蓋蓋子

改善脊椎側彎

脊椎側彎是現代人的通病，而骨盆歪斜則是造成脊椎側彎很大的因素，我們經常單邊揹或斜側揹包包，這也都是會讓我們的肋骨有高低的狀況。還有在沙發上看電視或是平常的坐姿歪斜，也會導致肋骨高低。

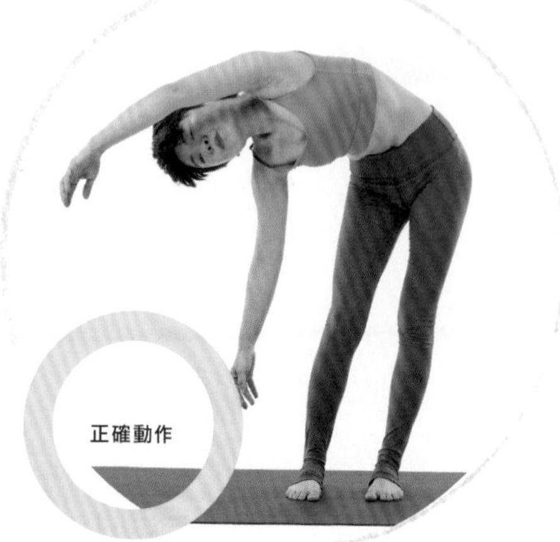
正確動作

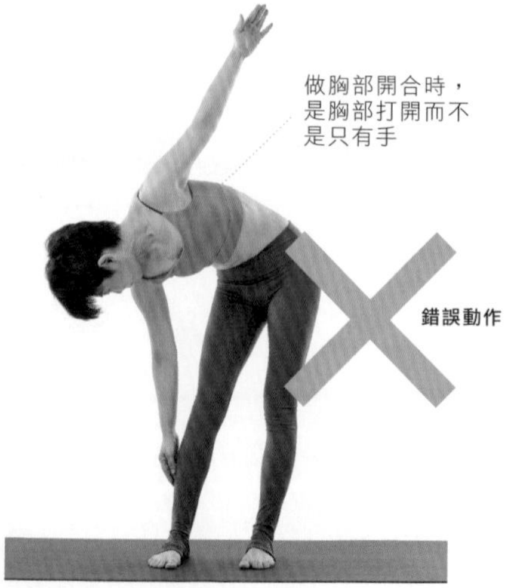
做胸部開合時，是胸部打開而不是只有手
錯誤動作

進階練習

1. 吸氣，腳踮高，雙手從前方拉高至頭頂。

2. 吐氣，膝蓋蹲，雙手再從前方往下往後拉。重複這樣的動作四次。

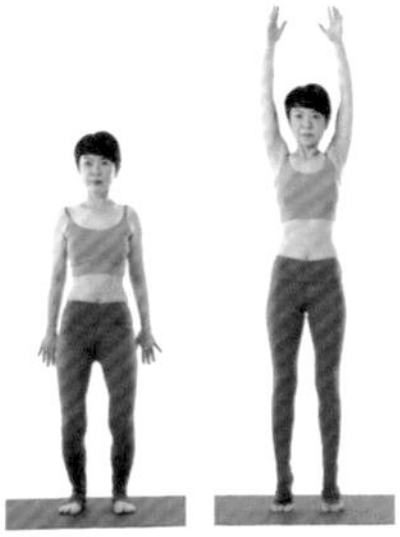

練習步驟

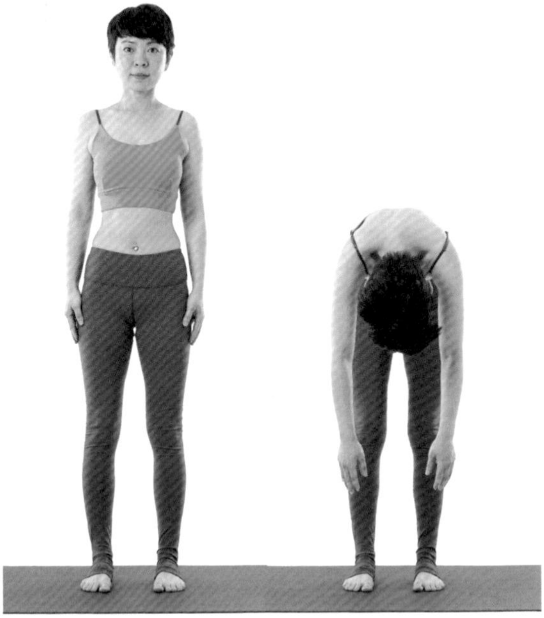

1 站姿，雙腳打開跟臀部一樣寬。吸氣預備，吐氣從頸椎開始一節一節的往下捲。

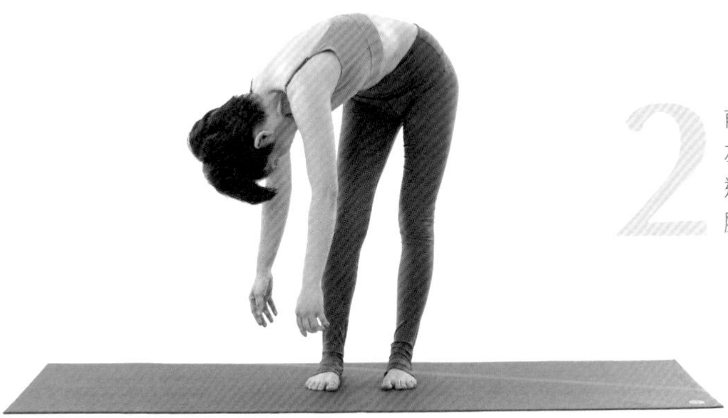

2 前彎，右腳膝蓋彎曲左腳伸直，身體往右邊移動，右手扶在右腳膝蓋外側。

3

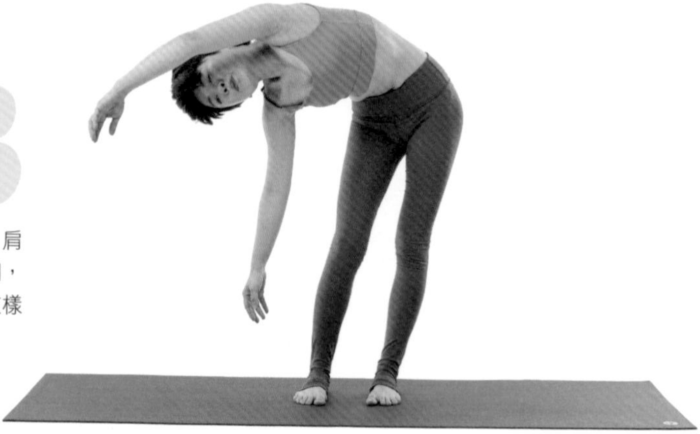

吸氣，左肚子、胸口、肩膀和左手往左上方打開，吐氣，再回來右側。這樣開合做 4 次。

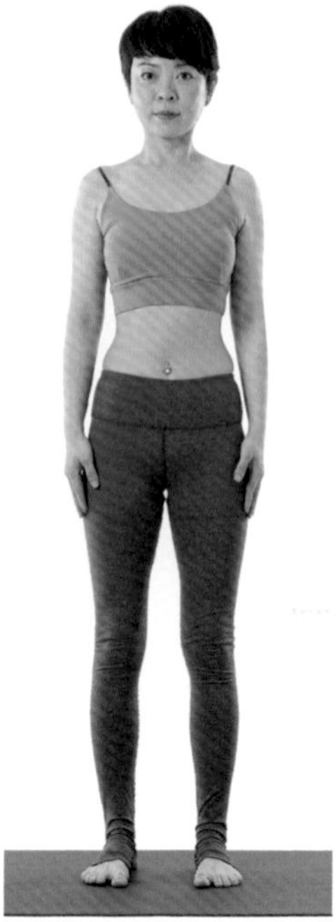

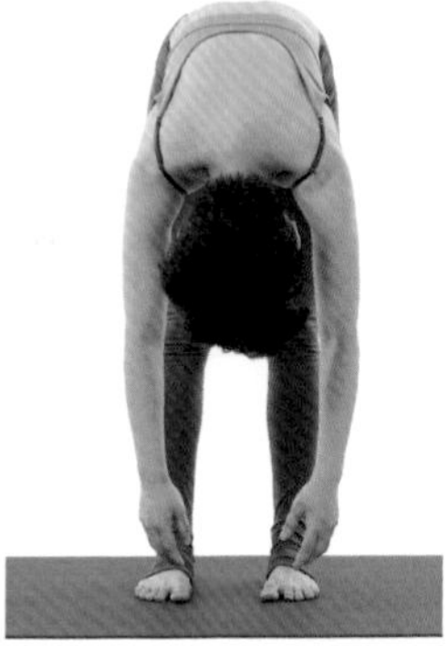

4

身體回到正前方，吸氣預備，吐氣，用捲的一節節的往上捲回站姿。

5

一樣的動作再做另一邊。一樣開合做四回。

一天做
4 回合

POINT

- 盡量保持骨盆的穩定
- 鍛鍊身體筋膜的淺背線、側線、扭轉線、功能線、深前線

05

小海浪

改善腰痠背痛

生活中造成腰痠背痛的原因很多，可能是筋膜緊繃，也或許是因為心理或情緒因素造成我們腰痠背痛。

小海浪這個動作針對七個脈輪、針對整個脊椎跟骨盆放鬆，若我們可以先從回歸自己開始，相信所有的腰痠背痛將會不藥而癒。

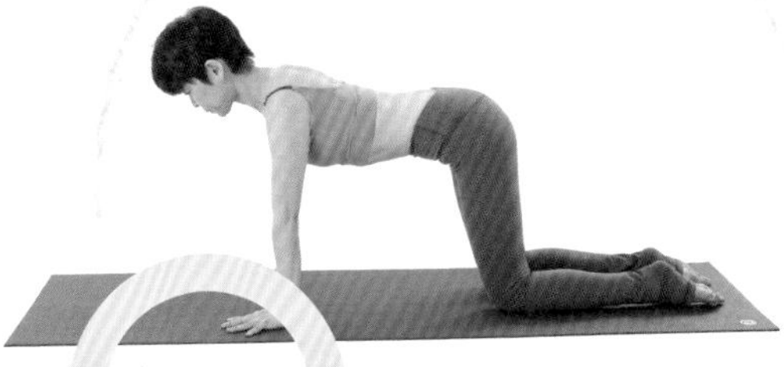

正確動作

採跪姿時，身體不可聳肩

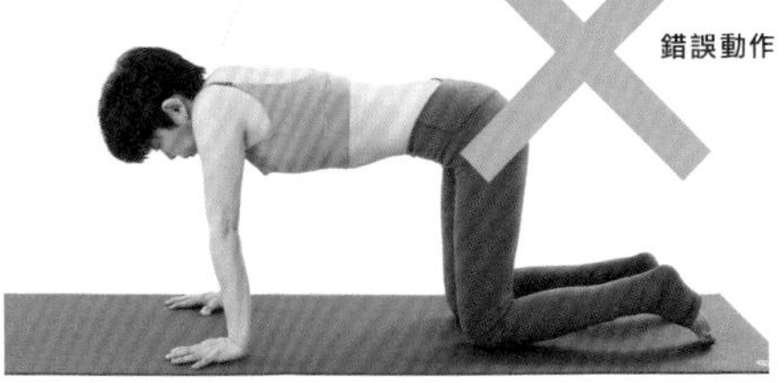

錯誤動作

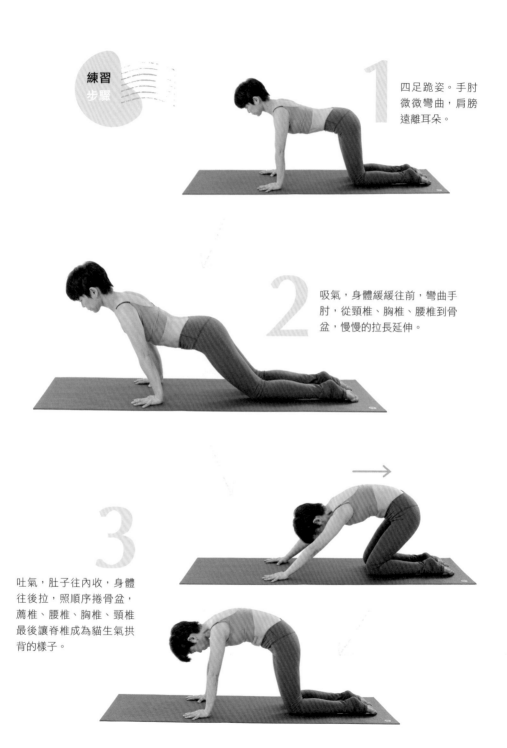

練習步驟

1

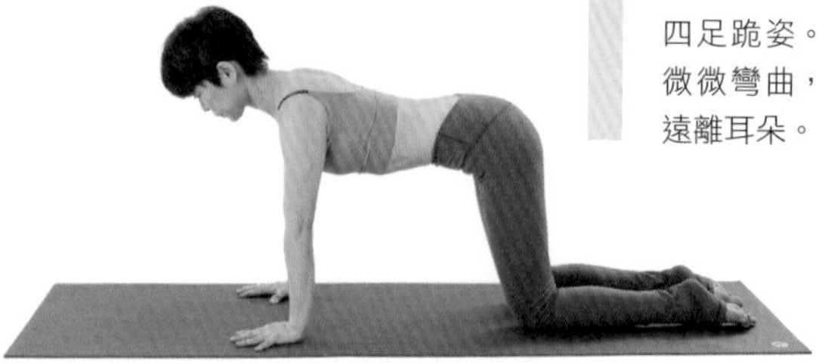

四足跪姿。手肘微微彎曲，肩膀遠離耳朵。

2

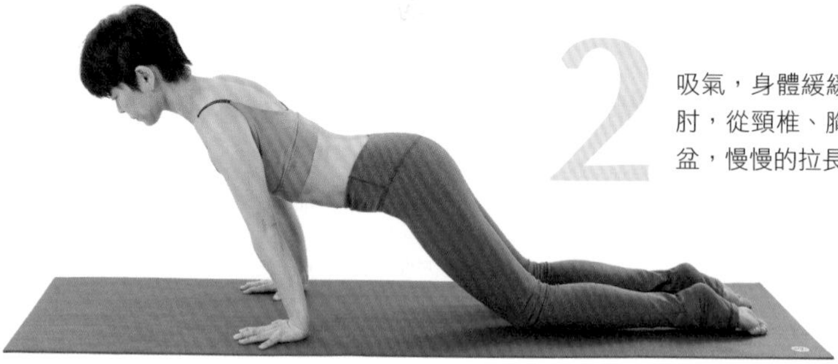

吸氣，身體緩緩往前，彎曲手肘，從頸椎、胸椎、腰椎到骨盆，慢慢的拉長延伸。

3

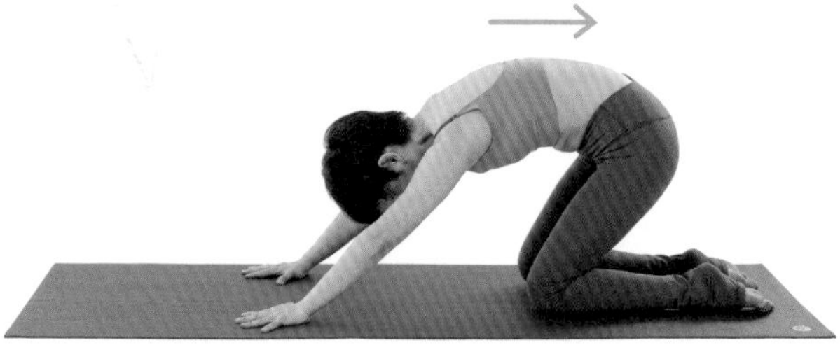

吐氣，肚子往內收，身體往後拉，照順序捲骨盆，薦椎、腰椎、胸椎、頸椎最後讓脊椎成為貓生氣拱背的樣子。

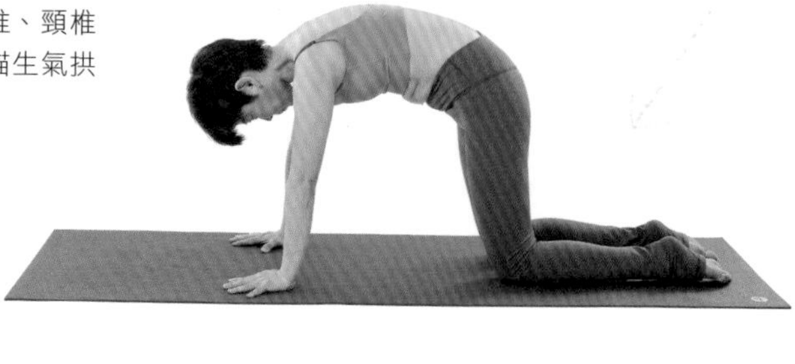

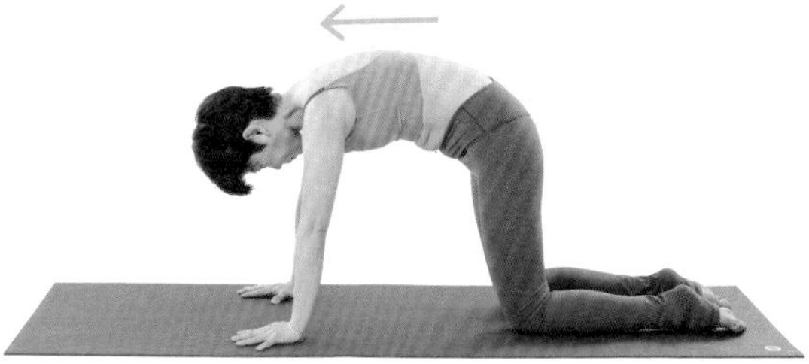

4

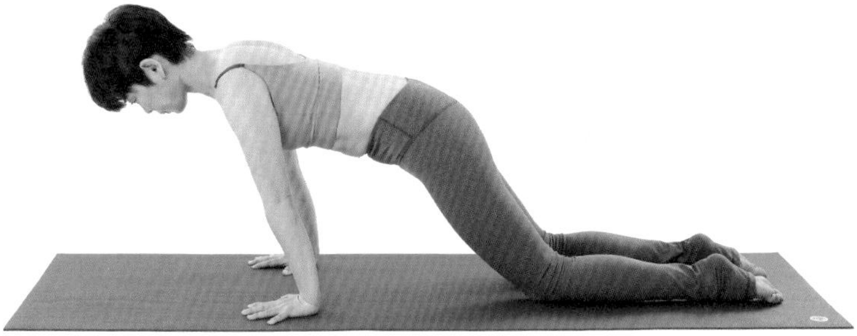

吸氣，再讓身體慢慢的往前延伸，從頸椎、胸椎、腰椎、骨盆，手肘彎曲、腹部開始，慢慢靠近地上。

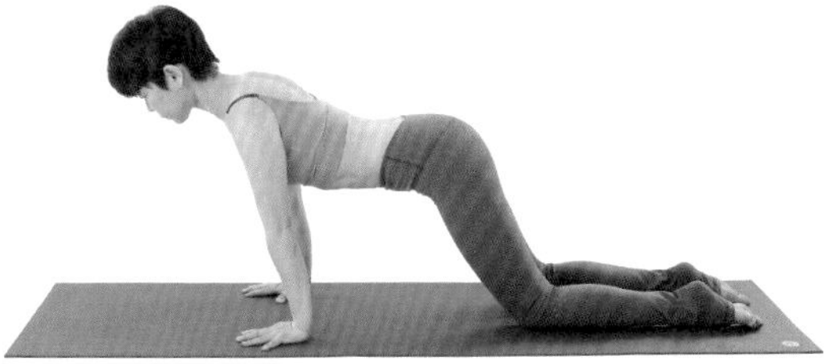

5

吐氣，再重複步驟 3。

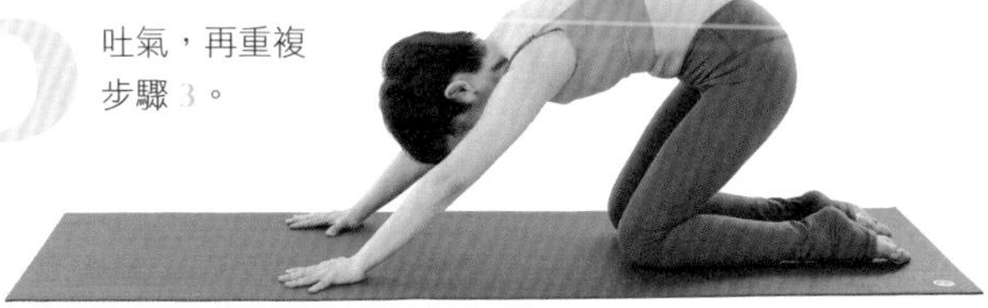

一天做
8 回合

POINT

- 可改善骨盆正位、前傾與後傾
- 鍛鍊身體筋膜的淺前線，淺背線，深前線

心輪

慈悲與愛的力量

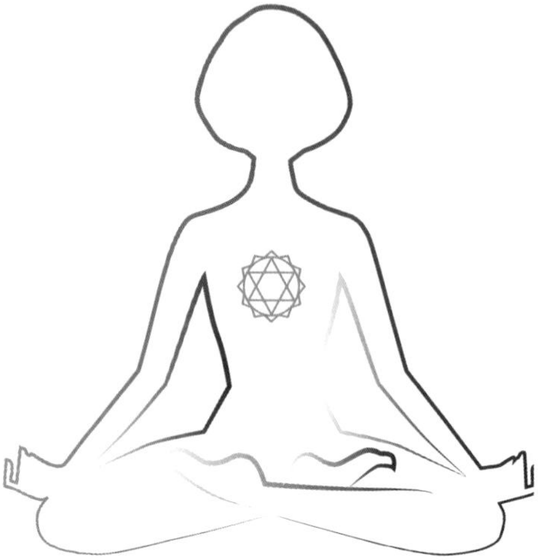

心輪

感受到愛與感恩、會有同理心

元素

風

主掌

呼吸系統、心血管系統、免疫系統

對應的精油能量

佛手柑、柑橘、苦橙葉、玫瑰、寬容複方、香蜂草

香氣宣言

親愛的宇宙，我願意敞開我自己，讓我自己體驗愛，我相信我的存在就是愛。我願意開始好好愛我自己，我值得愛、我值得被愛，我已經準備好讓愛與慈悲進入我的生命裡。

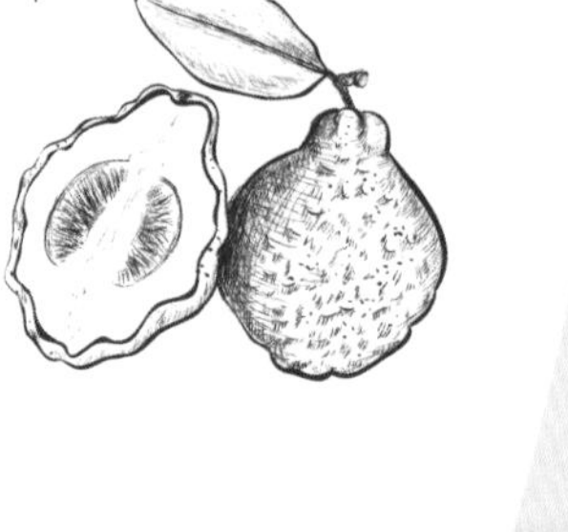

心輪是下三輪（海底輪、下腹輪和上腹輪）往上提升，從物質生存面昇華到情緒、靈性面的轉運點，心輪位於上下七個脈輪的正中央，是身體的樞紐，是第一個高振動頻率的脈輪，對應著較高層次的意識，是從身體到靈性層次的轉化之橋。

心輪的元素是風，心輪的風元素跟上腹輪的火元素一樣，都是屬於動能、是一種流動的能量。風、來去自如，不沾不黏同時也是對應著我們肉體氣血功能的狀態，氣血循環如果不好，更是代表著最近生命狀態不順遂。心輪除了是一種流動、運行的概念，還包還了愛、慈悲、我們的情緒、喜怒哀樂等，連結著心臟，涵蓋關愛、承諾、寬恕、熱情等。對於生理的影響包括了呼吸系統、心血管系統、免疫系統。與我們肺經、心經、心包經有關係。

心輪若失衡，容易出現執著、過度自我保護、情緒化、不客觀、重視外表甚於內涵、情緒不穩定、懷疑等等。若是在平衡的狀態，我們會感受到愛、感恩、會有同理心等等。

深呼吸，增加生命的順暢度

深呼吸～「哈」吐氣，一起平衡心輪與幫肺臟排毒！

肺部是人體最大的器官，有5億個肺泡，每個肺泡長約0.2毫米，這樣算起來泡肺總面積是70平方公尺（約相當於21坪多），肺是和外界接觸面積最大的器官！

肺的工作主要負責「呼吸」，呼吸更是代表我們生命的品質，代表的也是我們的心輪（CK4）。

焦慮和恐懼與憤怒，最容易讓我們的呼吸變急促與淺短。呼吸順不順暢，更是代表著我們工作、生命順不順暢！

深呼吸能夠協助我們觸碰到內在的自己，幫助我們遠離悲哀恐懼和放鬆心情，吸氣就是吸入空氣，讓體內的細胞獲得養份；吐氣時就像是把內在的世界向外發送，和他人分享，這是氣體交換的動作，也是施與受的交替！

所以肺部越健康的人，工作、生活與自己的人生都會更順遂，分析能力與頭腦都會變得更清明！要維持肺部的健康，一定要重視呼吸。

肺部排毒呼吸法～哈呼吸～

當你發現你存在著一股悲傷的情緒，而且無法用言語表達出來，可以透過這個「哈呼吸」的練習來幫助肺部排毒，並且讓悲傷的情緒得到釋放。

1. 躺姿，雙手放在胸前，閉上你的眼睛
2. 放鬆你的身體。從頭頂、臉部、肩頸、雙手、骨盆延伸到腳底
3. 輕輕地吸氣，吐氣發出「哈～～～～」的長音。
4. 再次地吸氣……吐氣，一樣重複著發出「哈～～～～」的長音。

想像，吸氣，一次次的更深層的下沉到肺的底部

吐氣，也是一次一次的從底部慢慢的把深層累積的情緒釋放出來……

這樣「哈呼吸」的練習次數，照自己身體的感覺來決定

當你覺得整個胸腔與身體變得比較放鬆的時候

就可以停止下來，回復到正常的呼吸……

然後，給你的身體五分鐘的靜心……

就只需要安靜的等著，放鬆身體，與自己的呼吸在一起……

01

吐氣推推

胸悶（手臂前側）

胸口的緊繃會讓我們容易覺得胸悶、呼吸不順暢。改變呼吸的頻率，就可以改變心情，透過每一次的吐氣，把不愉快的事情全部釋放出來吧。

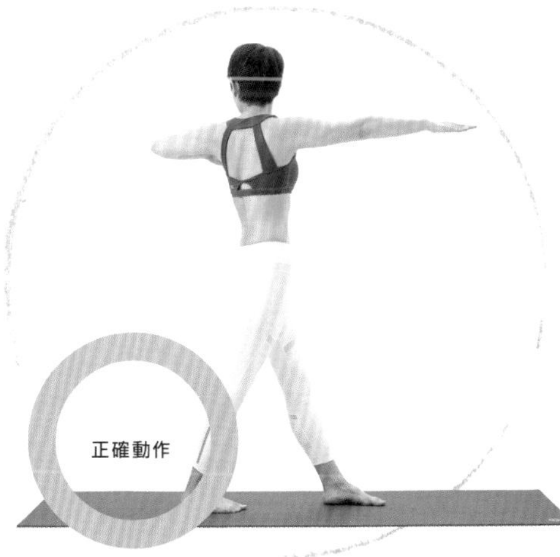

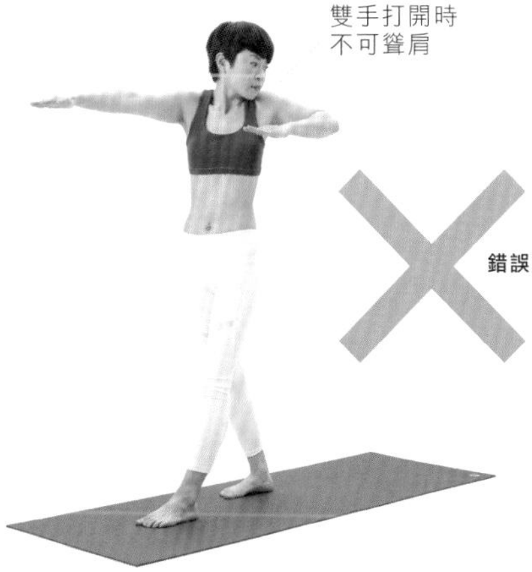

練習
步驟

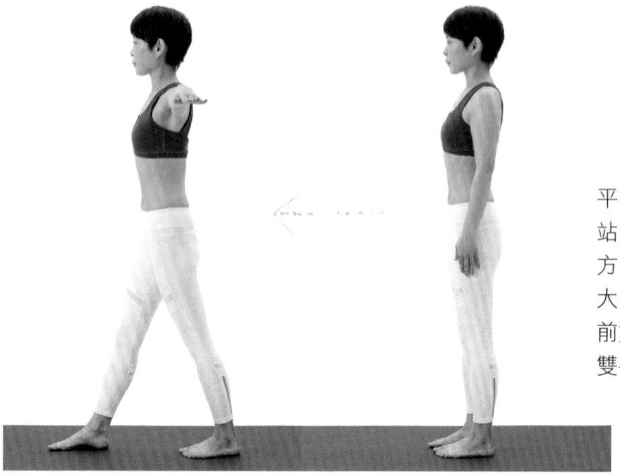

1

平衡心輪的練習。採站姿，骨盆朝正前方，右腳往前方踩一大步，左腳腳趾頭朝前方，拉長小腿後側，雙手往兩側打開來。

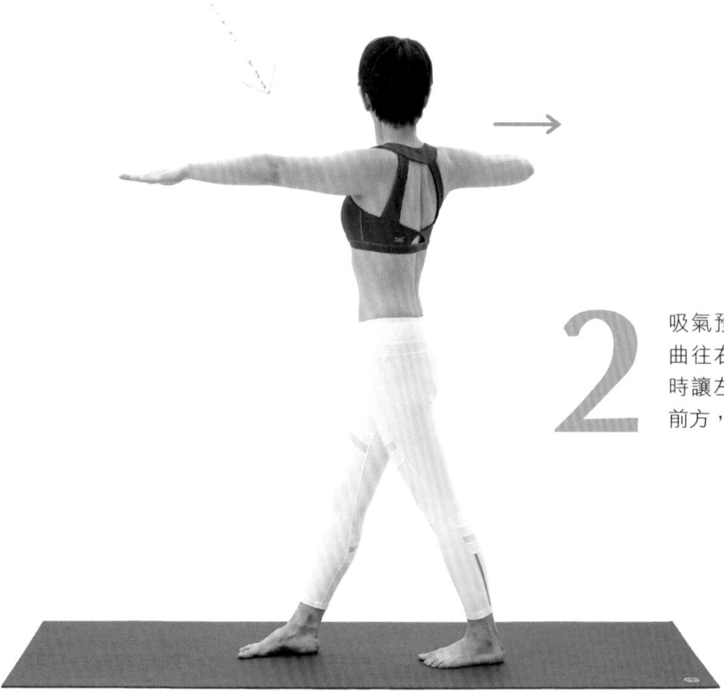

2

吸氣預備，右手肘彎曲往右後方推推，同時讓左手拉到身體的前方，連續吐氣兩次。

3

吸氣再拉回雙手往兩側打開的位置，吐氣右手肘再次的往右後方推推，左手同時帶到身體的前方。這樣的動作重複五次。

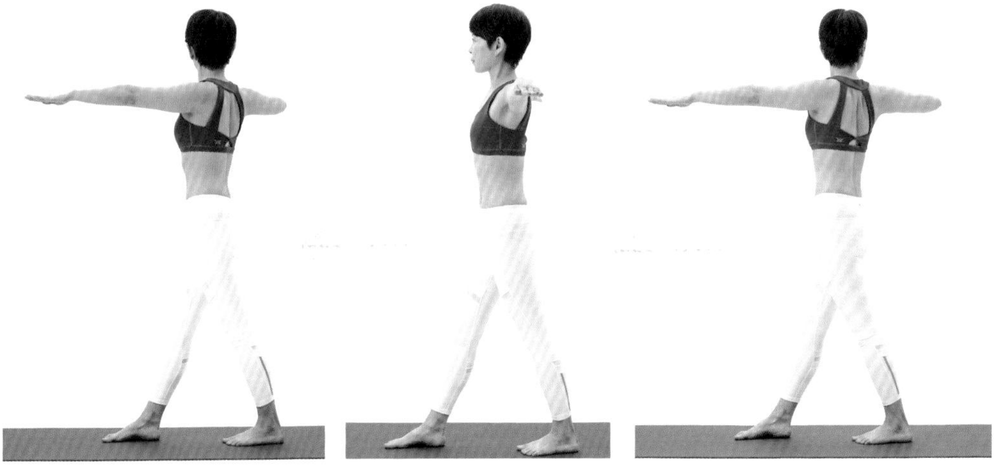

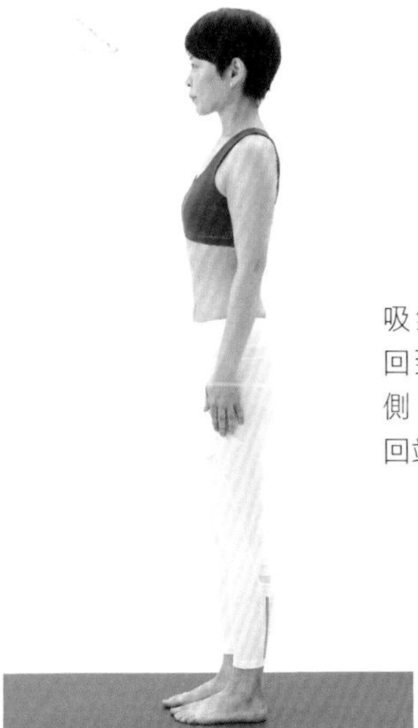

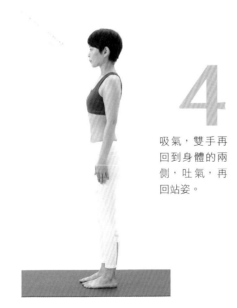

4

吸氣，雙手再回到身體的兩側，吐氣，再回站姿。

一天做
5 回合

POINT

- 骨盆保持穩定不移動
- 鍛鍊身體筋膜的手臂前 / 後側線、螺旋線、深前線

02

跪姿抱大球

呼吸不順暢（手臂前後側）

「跪姿報大球」動作相當簡單，只需自然打開胸腔，搭配深呼吸就有很好的效果。透過呼吸從深層線由內而外的打開胸部與背部的緊繃，同時間也可以伸展手臂前側線與手臂後側線。

雙手是心的延伸，是愛的展現，透過這樣的練習，可以開啟覺知，從心底好好疼愛自己。

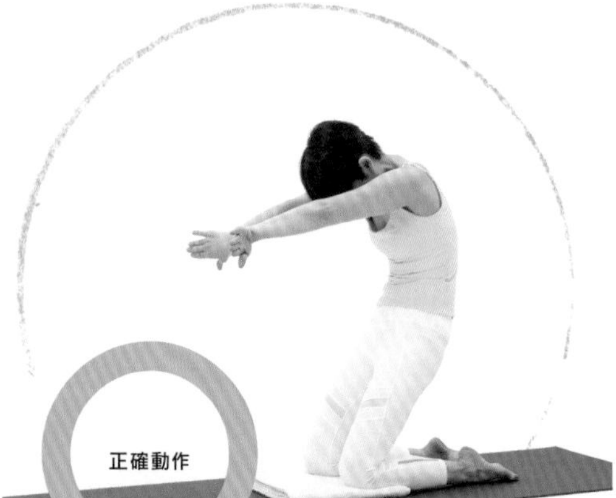
正確動作

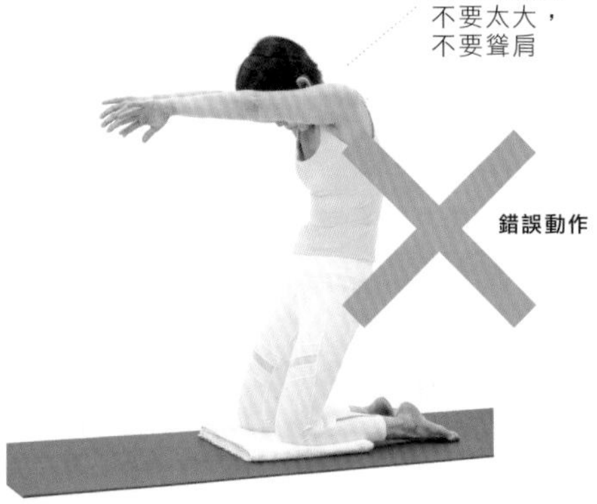
拱背時幅度
不要太大，
不要聳肩
錯誤動作

練習
步驟

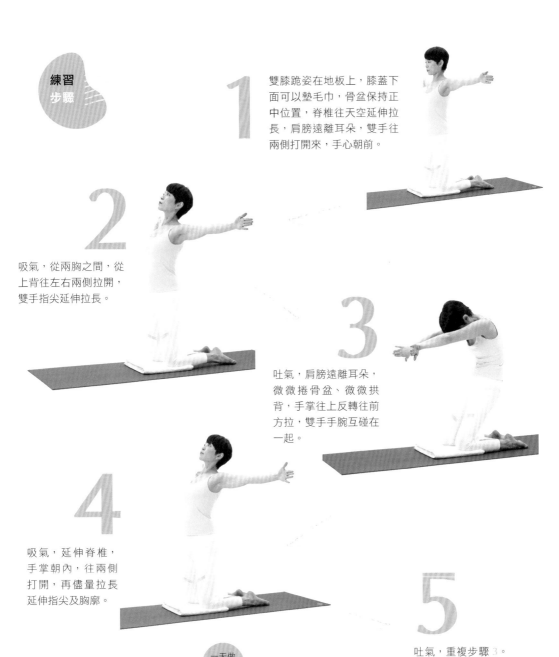

1

雙膝跪姿在地板上，膝蓋下面可以墊毛巾，骨盆保持正中位置，脊椎往天空延伸拉長，肩膀遠離耳朵，雙手往兩側打開來，手心朝前。

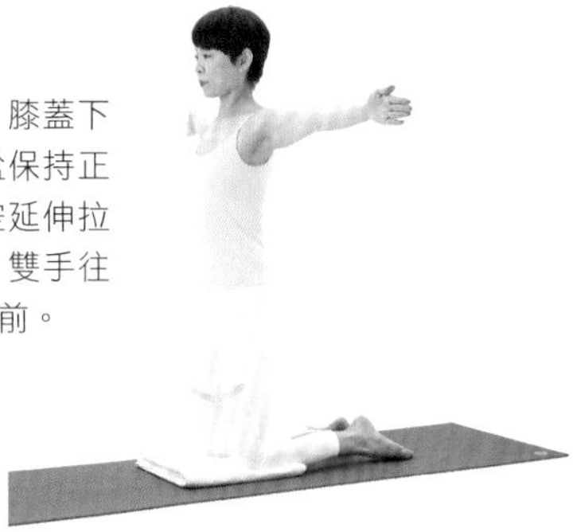

2

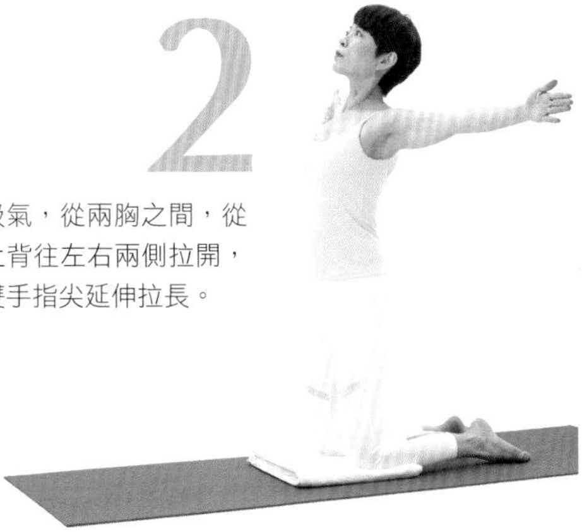

吸氣，從兩胸之間，從上背往左右兩側拉開，雙手指尖延伸拉長。

3

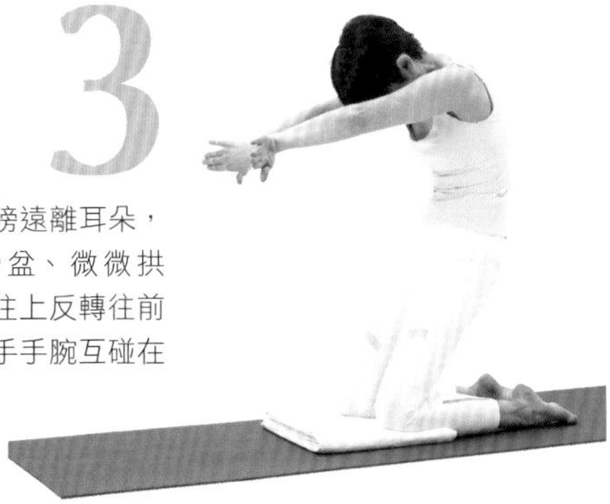

吐氣，肩膀遠離耳朵，微微捲骨盆、微微拱背，手掌往上反轉往前方拉，雙手手腕互碰在一起。

4

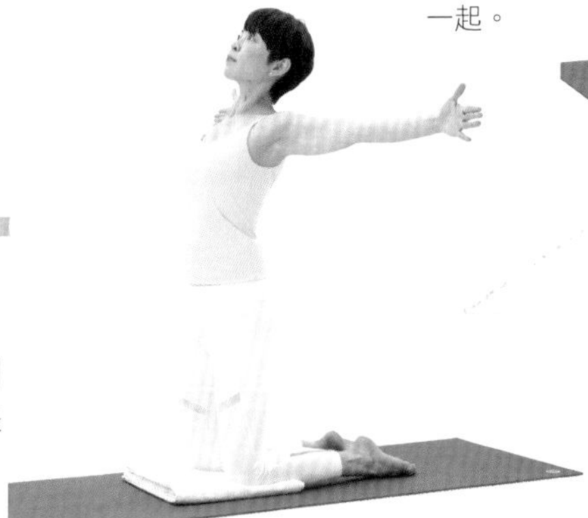

吸氣，延伸脊椎，手掌朝內，往兩側打開，再儘量拉長延伸指尖及胸廓。

5

吐氣，重複步驟 3。一個吸吐是一回，一共做八回。

一天做
8 回合

POINT

- 骨盆前後活動度的練習
- 鍛鍊身體筋膜的淺前線、淺背線、深層線、手臂前側線、手臂後側線

03

躺姿手劃圈

改善胸部乳房疾病（手臂前側）

現代女性很容易發生乳房（胸部）疾病，像是胸痛、乳癌、硬塊等；胸部的疾病現在已經有年齡下降的趨勢。

胸部的疾病也是心輪失衡的現象，這時候也是提醒著我們該把對外的愛收回來，回到自己的身上。

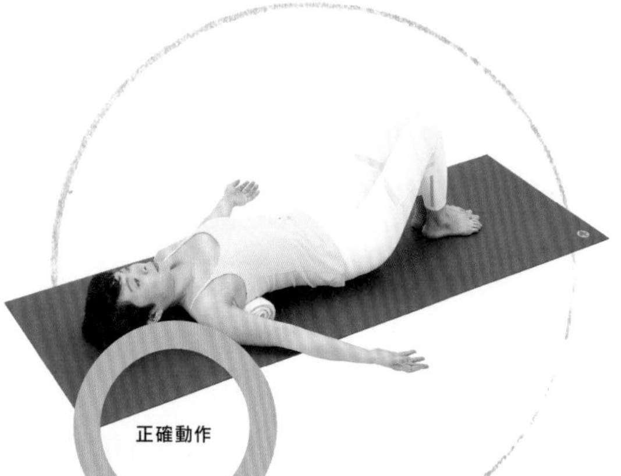

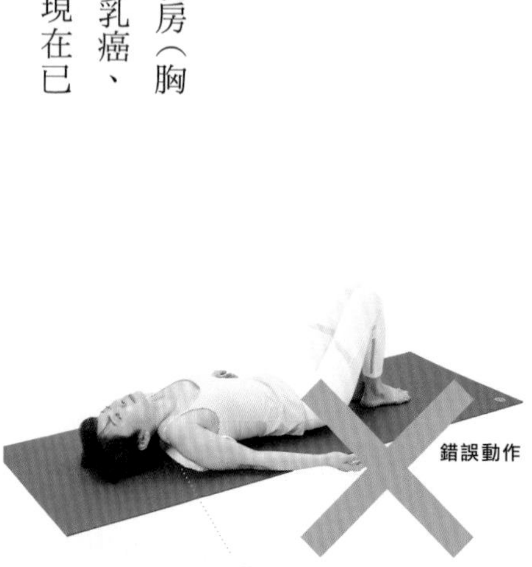

練習步驟

1 把毛巾捲成長條狀，枕在上背處，躺姿，雙腳彎曲踩在地板上。雙手放在身體兩側，保持骨盆與脊椎的穩定。

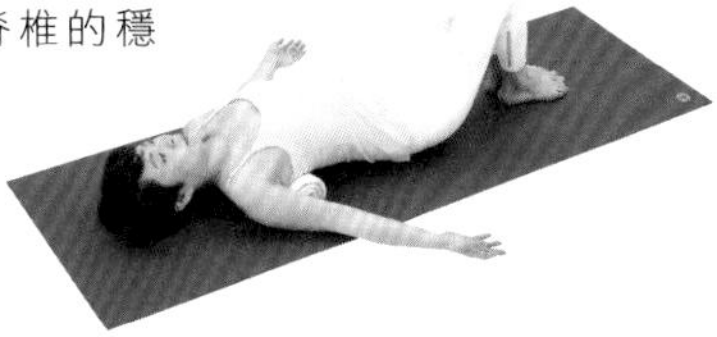

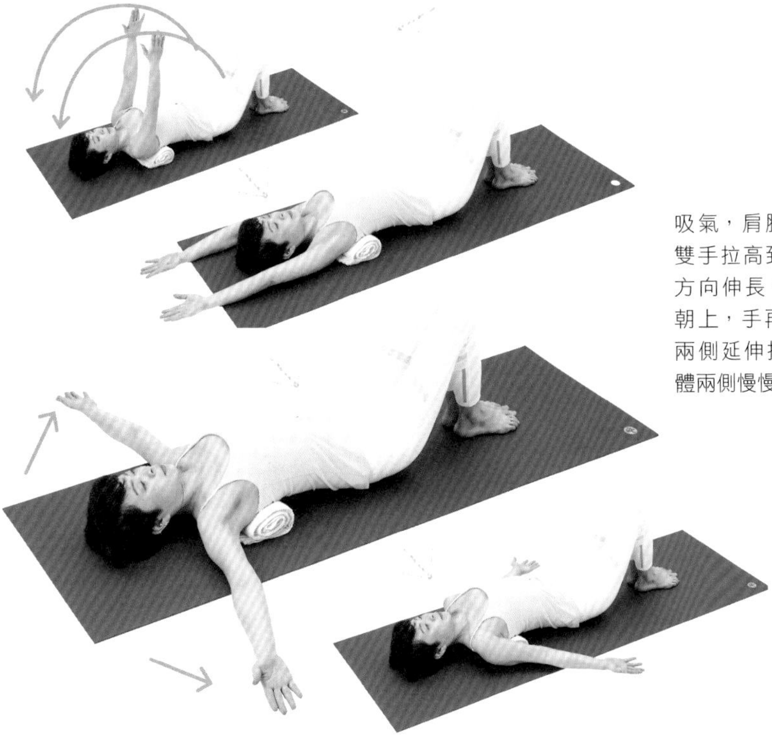

2 吸氣，肩膀遠離耳朵，雙手拉高到頭頂往天空方向伸長，吐氣，手心朝上，手再往頭頂上方兩側延伸拉長，再從身體兩側慢慢回到身邊。

3 重複四次，再反向畫圓。吸氣，雙手從身體兩側畫圈到頭頂，吐氣，手心往外轉再從天空劃圈回到身體邊。重複這樣的反向伸展四次。

一天做4回合

POINT

- 保持骨盆與脊椎、核心的穩定
- 鍛鍊身體筋膜的淺前線、手臂前側線、手臂後側線、深前線

04

躺姿深呼吸

緩解上背痛（手臂後側）

胸部豐滿的女生、有啤酒肚的男性、懷孕婦女跟長時間穿高跟鞋的人，都會造成骨盆緊繃和前傾，很容易發生腰痠與上背痛的問題。

可以每天在睡前做做躺姿深呼吸，給自己一個「Me Time」，相信身體會給你不一樣的回饋喔！

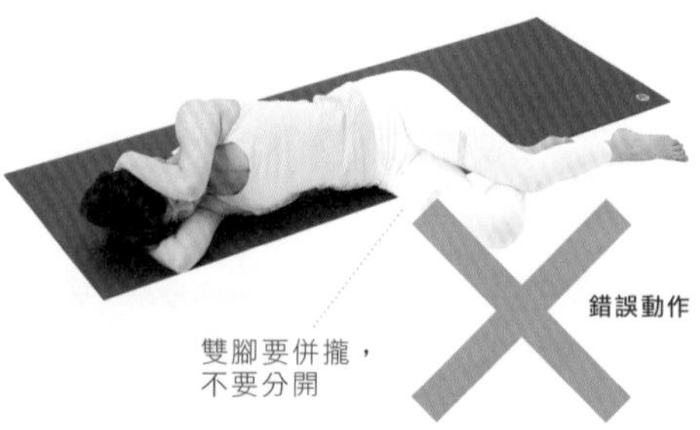

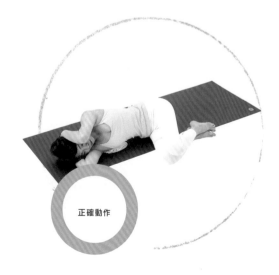

練習步驟

1 把毛巾捲成長條狀，打橫的放於肩胛骨的後方。雙手枕在後腦勺，雙腳併攏彎曲 90 度。

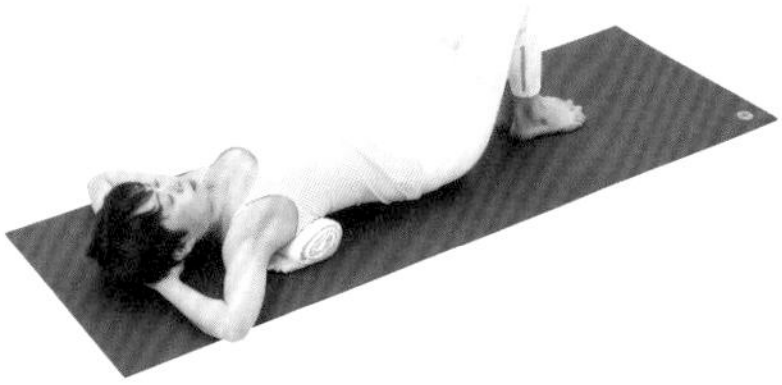

2 吸氣，雙手內側靠近耳朵，吐氣，手再打開回到兩側。重複四次。

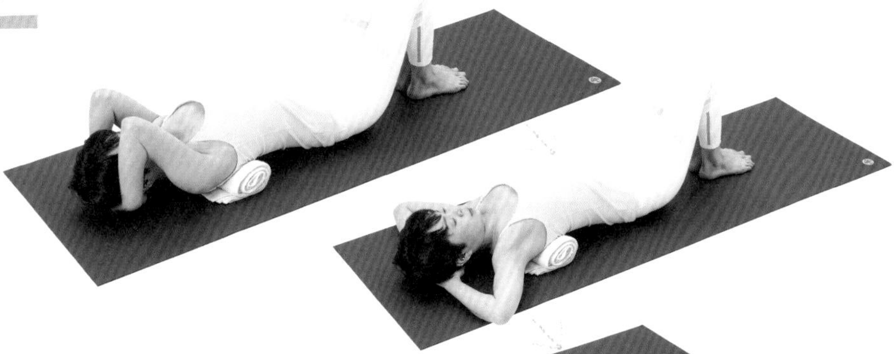

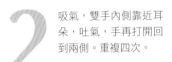

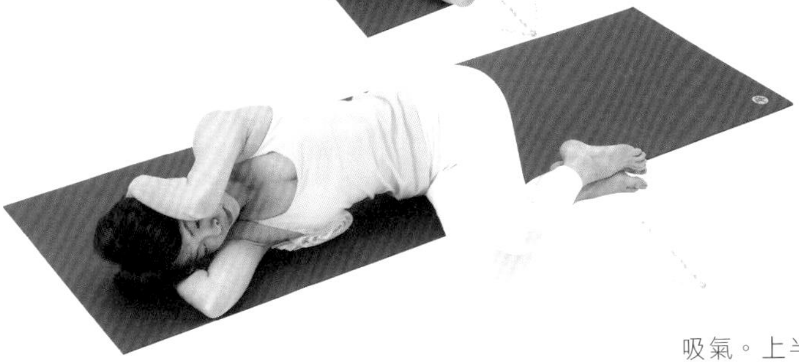

3 吸氣。上半身跟雙腳一起往右邊倒，吐氣回正。

4 吸氣。上半身跟雙腳一起往左邊倒，吐氣回正。左右一回，一共做四回。

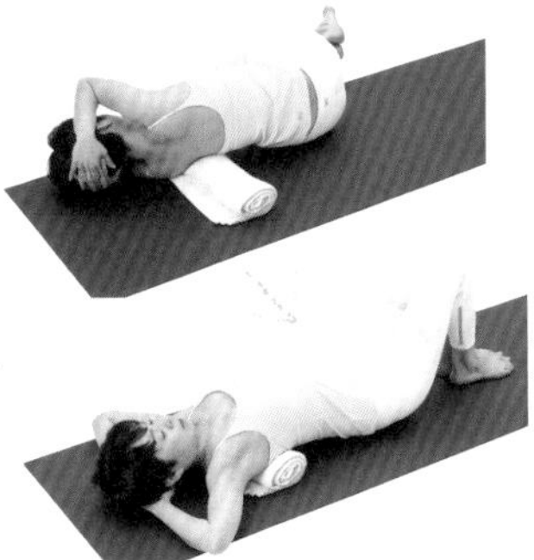

一天做 **4 回合**

POINT

- 伸展骨盆周圍包括薦椎處
- 鍛鍊身體筋膜的螺旋線、功能線、手臂前側線、手臂後側線、深層線

05

蓮花指往後彈

緩解膏肓痛

膏肓穴位置在身體兩邊肩胛骨的內側，膏肓痛也是屬於背痛的症狀之一，有駝背或骨盆前傾與整個淺背筋的緊繃者，都容易會產生膏肓痛，同時也是心輪失衡很明顯的一個徵兆。

常做這個「蓮花指往後彈」的動作可以緩解膏肓痛，也能讓心輪平衡能量。

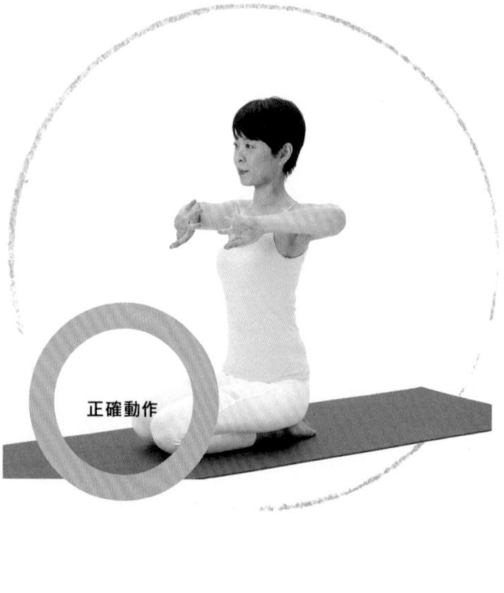

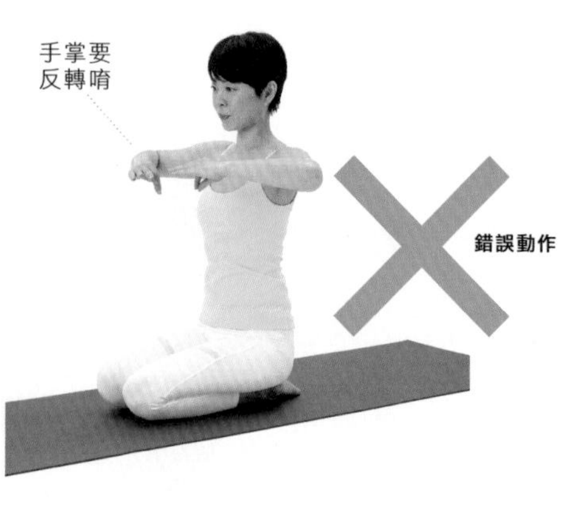

練習步驟

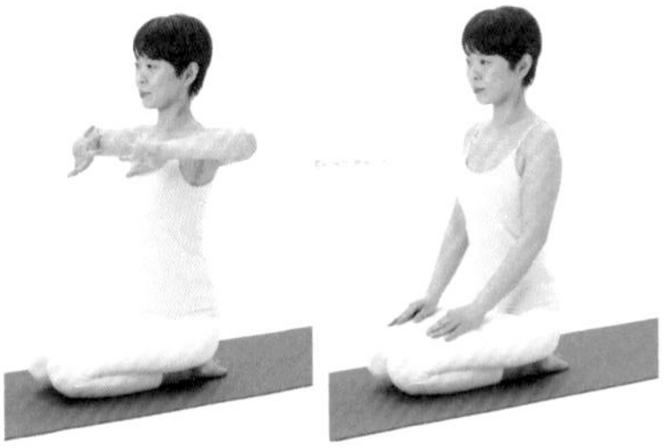

1

先做金剛坐姿。手掌反轉，大拇指跟食指輕輕的觸碰在一起，其他的三根手指頭拉長繃緊，放在胸部的前方。

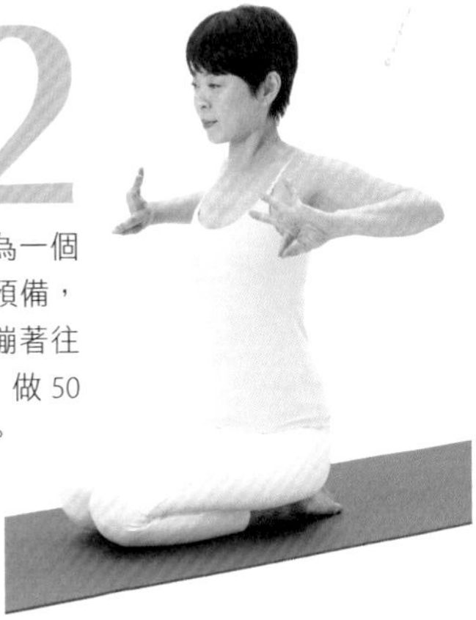

2

往後彈十次為一個組合，吸氣預備，吐氣，手指繃著往後彈 10 次。做 50 次為一回合。

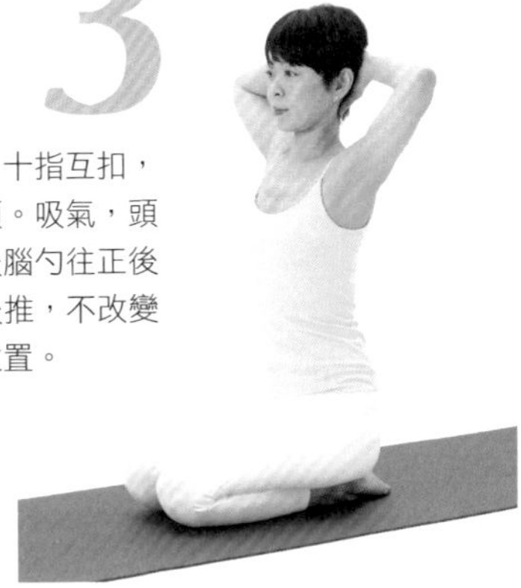

3

結束後，十指互扣，雙手抱頭。吸氣，頭放正，後腦勺往正後方微微後推，不改變頸椎的位置。

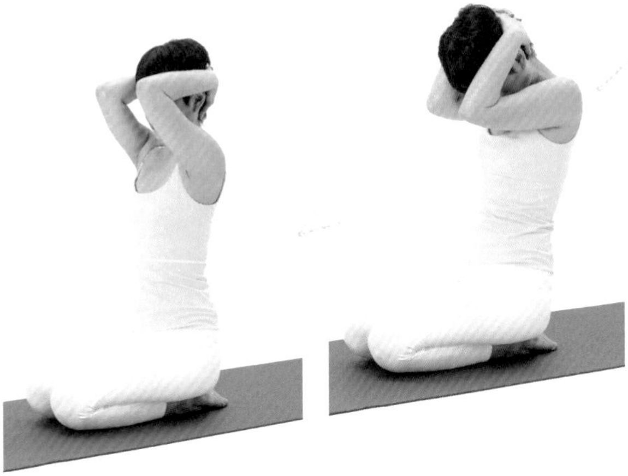

4

吐氣，身體不動，手肘收回來輕靠臉頰，下巴收頭低，拉長脖子後方。

5

吸氣，頭回到正位，後腦勺再次的推手掌，吐氣，再次的頭低，拉長後腦勺。重複五次為一回。

一天做 3 回合

POINT

- 保持骨盆穩定不移動
- 鍛鍊身體筋膜的淺前線、深層線、手臂前側線、手臂後側線

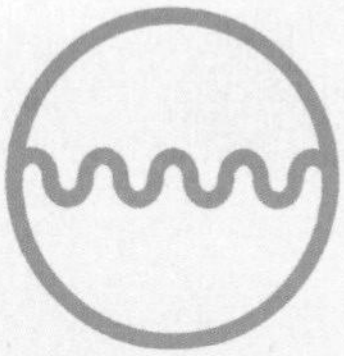

喉輪

神經傳導的總開關

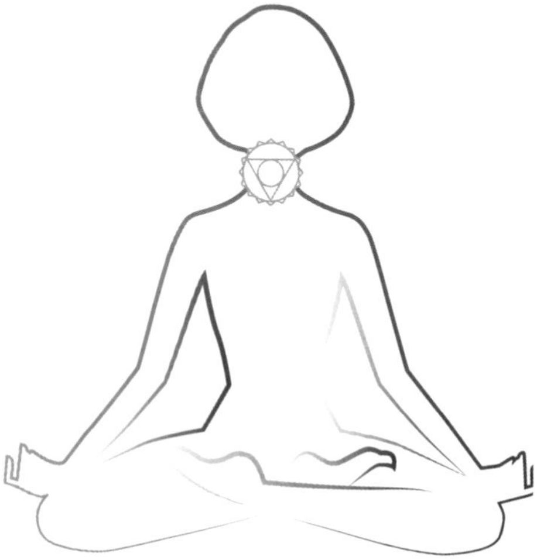

喉輪

表現自我與愛的力量

元素

聲

主掌

甲狀腺問題、呼吸系統

對應的精油能量

茶樹、尤加利、順暢呼吸、山雞椒、白千層、百里香

香氣宣言

親愛的宇宙，我願意真心地表達我自己，我跟隨我內在的聲音，我真誠的讚賞他人，發現他們每一個人美好的位置。我已經清楚明白的知道宇宙的聲音，就是我內在的聲音。

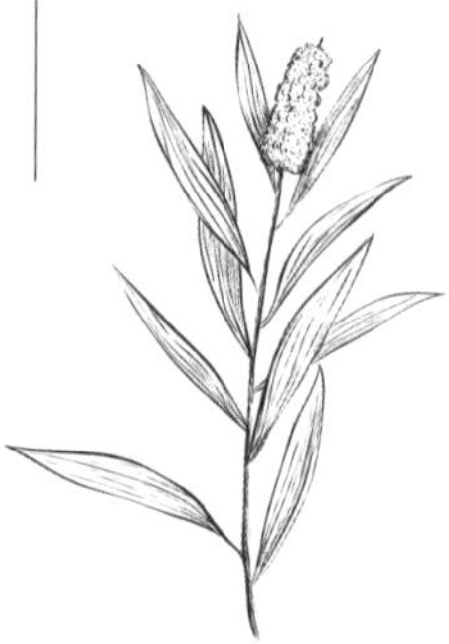

喉輪是神經傳導的總開關，有著豐富的溝通能力，讓我們願意接受自己與萬物原本的面目。喉輪的元素是「聲」，聲音的元素是風，是一種流動、共振、共鳴的能量。聲音負責著傳遞、傳導。世上所有的物質都有自己的振動頻率與音頻，聲音會透過空氣傳遞振動頻率，讓我們超越空間的限制，讓我們的想法可以傳遞出來。喉輪對應到的是我們的呼吸系統，也是我們傳統上所說的元神所在處。

呼吸的順暢度影響著生命的強弱程度，現代人常常因為過度的忙碌，而忘了呼吸，呼吸是唯一的一條路，協助我們開啟覺知的重要步驟。安穩平順的呼吸，可以幫助我們身體容易放鬆，相反的快速急促的呼吸，不但反應了情緒的焦慮，更會讓身體消耗過多的能量，造成身體的緊繃與僵硬。

喉輪失衡會產生有話不敢說出來、咳嗽、喉嚨卡、吞嚥困難、甲狀腺問題、失聲、肩膀僵硬、容易耳鳴、口內炎……等問題。維持喉輪平衡的要素在於坦率表達，真心的把自己的心意對外表達出來，或許一開始不容易，但是只要願意嘗試，一定可以越來越順暢。

停一停、想一想、先消化，再慢慢說……

補充元氣，消除負能量的「阿」呼吸

「阿」的聲音是無限能量、開放、自由與平衡的音頻。當你持續唱誦或是說出這一個字的時候，會產生一種溫暖、舒服與和諧，對外開放與接受的的特質，吸氣的時候，讓整個腹部放鬆，吐氣的時候，唱頌出～～「阿」的音頻，讓這一股氣的能量從下腹部往上到喉嚨的位置。「阿」的聲音，就是我們呼吸的聲音，是可以幫助我們從身體和心理的壓抑枷鎖解放出來的聲音。

練習步驟：

閉上你的眼睛，讓自己先感受自己的呼吸。看到或感受到你的一吸、一吐正化身為療癒的能量擴散到全身每一個細胞。

吸氣的時候想像把宇宙的能量透過吸氣帶入到身體裡，吐氣的時候，看到或感受到，全身的細胞正以愛的能量傳遞著「啊」的音頻，傳遞到全身的細胞。

吸氣的時候，單純的再感受這來自宇宙的能量，吐氣的時候，再次地唱誦出「啊」的聲音，看到或感受到全身上下的細胞都在享受著這個充滿愛的能量震動，看到或感受到這個「阿」的聲音正在喚醒身體裡所有的細胞，同時也帶給所有細胞無限的喜悅與能量，持續地感受到，當你每一次唱誦一次「啊」的聲音，你的身與心都將綻放出轉化的能量，讓自己保持在這樣的光明與寧靜的狀態裡。當你專注在這樣的練習中，如果你發現有點喘了，你可以調整一下你呼吸的頻率與速度，讓自己持續的維持在平穩和諧的呼吸裡。保持這樣的「阿」呼吸練習，至少五分鐘的時間。

01

側躺畫彩虹

改善肩頸痠痛

低頭族、頭往前推、肩膀／手臂往內收、骨盆前傾、骨盆前側緊繃……等等不良的姿勢，都是造成肩頸痠痛的隱形罪魁禍首，也是常見的現在文明病。

做做「側躺畫彩虹」就可以改善肩頸痠痛的問題。

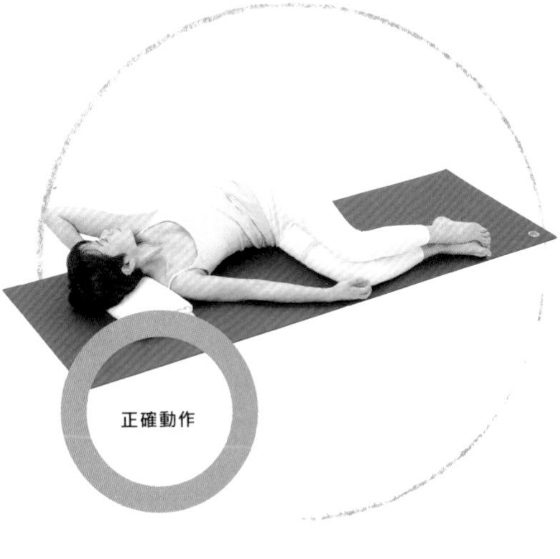
正確動作

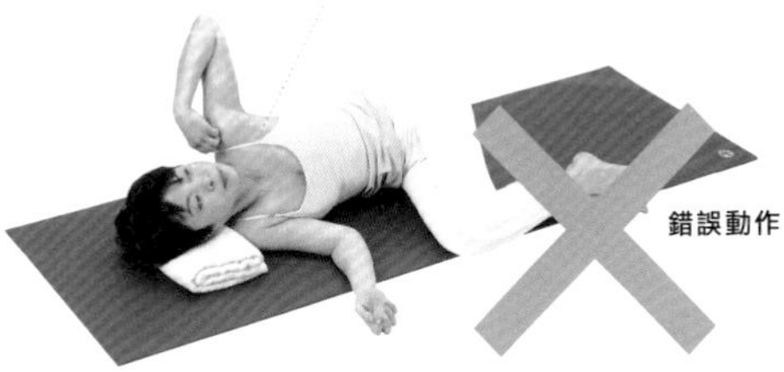
往後畫圓時胸部
要完全打開
錯誤動作

練習
步驟

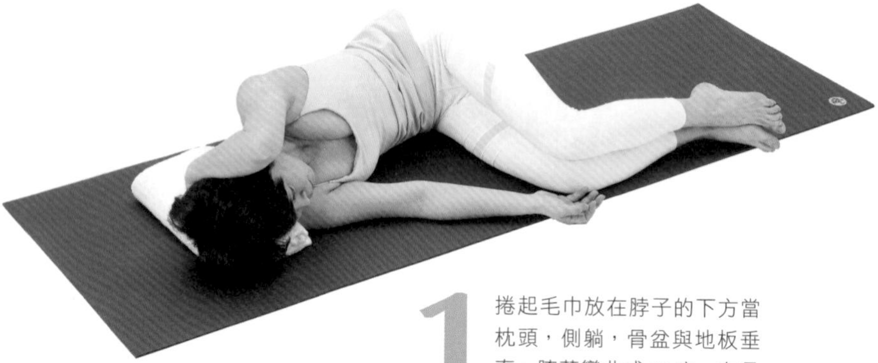

1 捲起毛巾放在脖子的下方當枕頭，側躺，骨盆與地板垂直，膝蓋彎曲成 90 度，在骨盆的正前方。

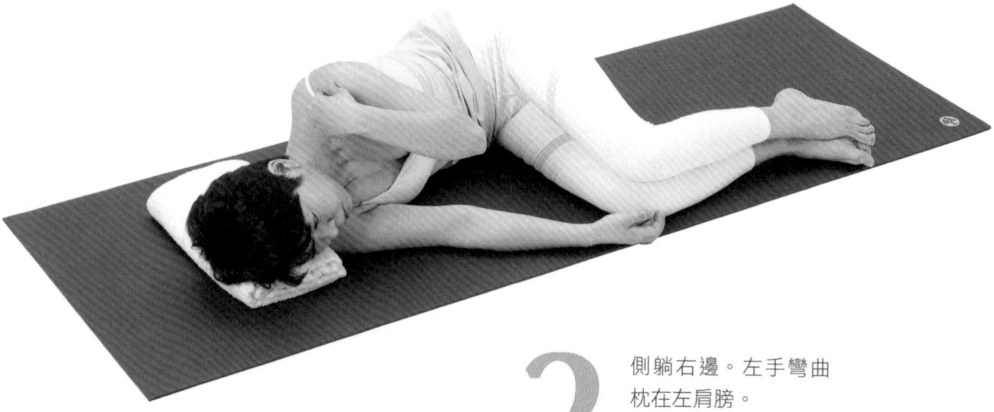

2 側躺右邊。左手彎曲枕在左肩膀。

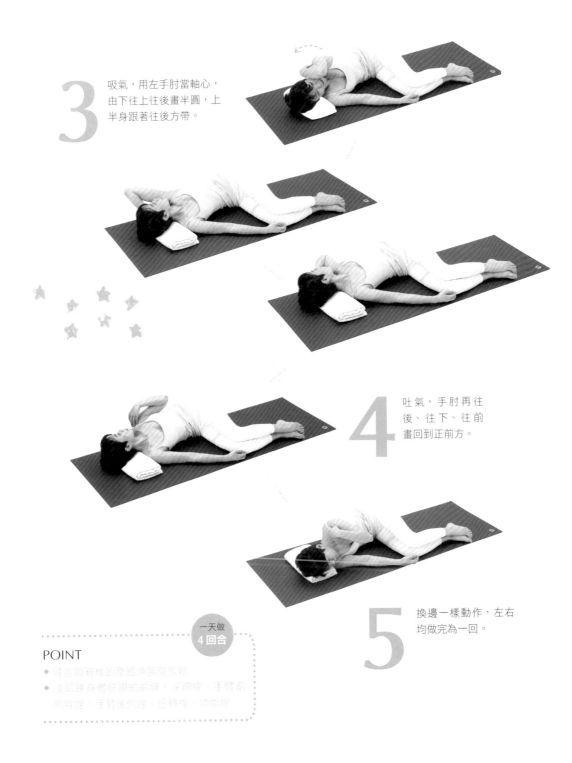

3

吸氣，用左手肘當軸心，由下往上往後畫半圓，上半身跟著往後方帶。

4

吐氣，手肘再往後、往下、往前畫回到正前方。

5

換邊一樣動作，左右均做完為一回。

一天做 4 回合

POINT

- 骨盆與脊椎的整體伸展與放鬆
- 可鍛鍊身體筋膜的前線、深前線、手臂前側線、手臂後側線、扭轉線、功能線

02

輕拉左右倒

改善脖子卡卡

整個頭的重量大概12～15磅，長期的姿勢不良與精神壓力的累積，都會造成頸部肌肉過度緊繃與僵硬。

喉輪也是我們元神的所在處，讓我們用輕柔的方式由內而外的來重新疼愛自己。

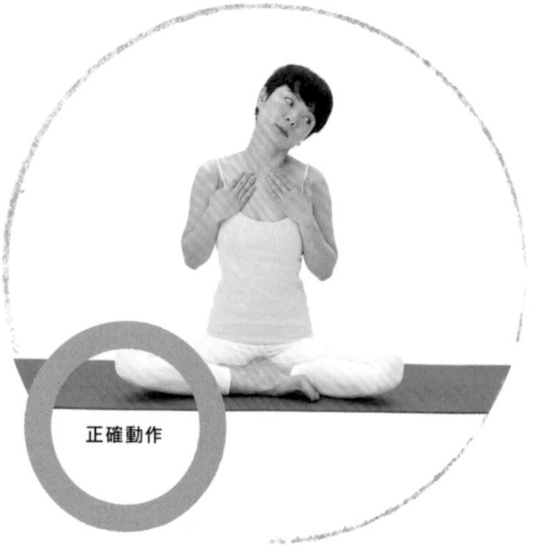

肩膀要保持平衡，不要聳肩，有上下高低差

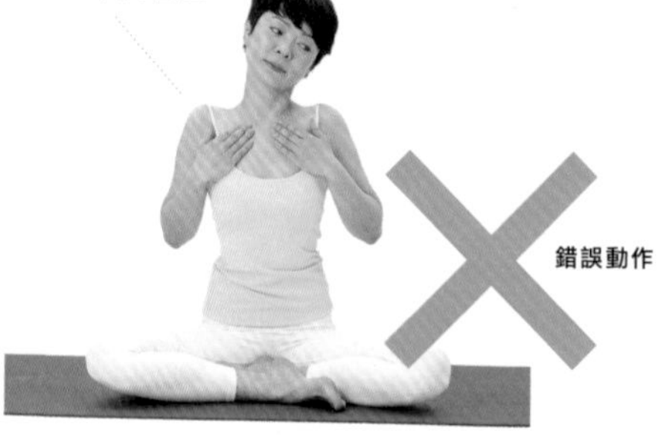

練習步驟

1

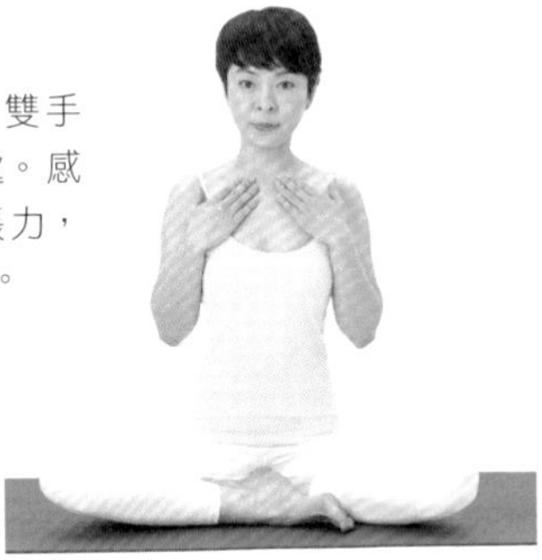

雙腿盤坐，雙手摸在鎖骨處。感受皮膚的張力，輕輕的固定。

2

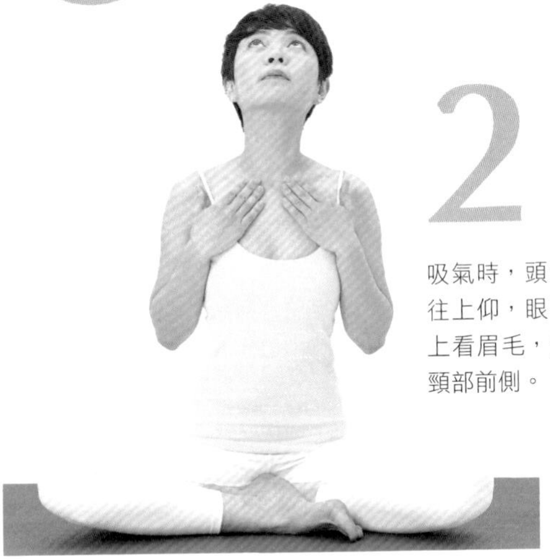

吸氣時，頭輕輕往上仰，眼球往上看眉毛，拉長頸部前側。

3

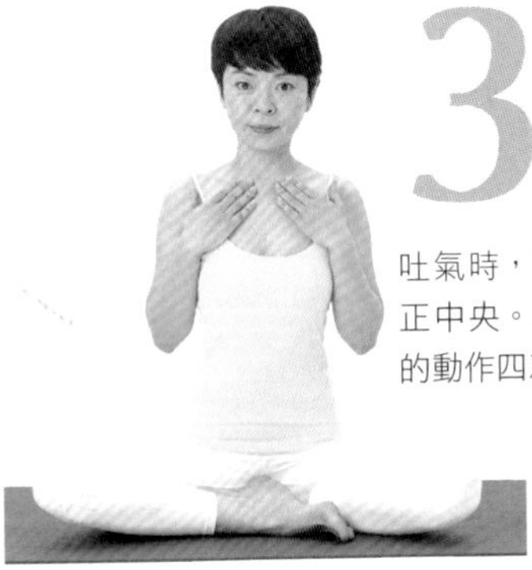

吐氣時，頭再回到正中央。重複這樣的動作四次。

4

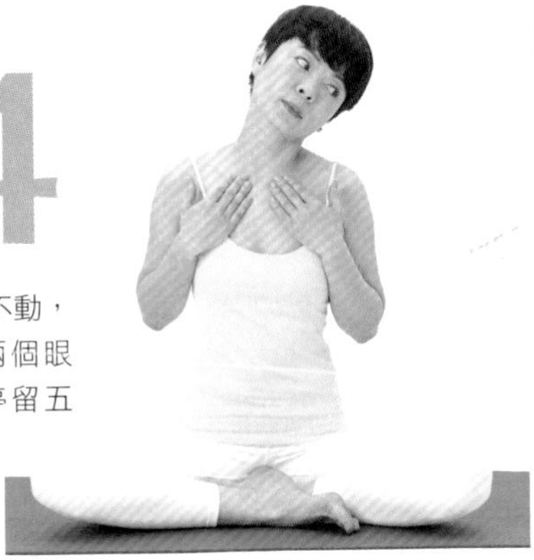

吸氣，身體保持不動，頭往左邊倒，兩個眼球看到左邊。停留五個呼吸。

5

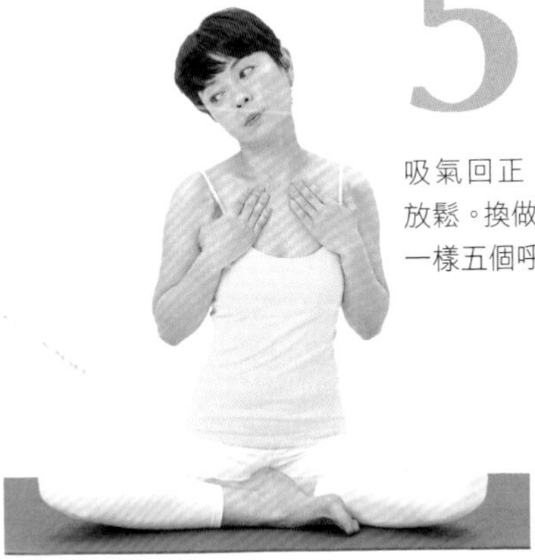

吸氣回正，吐氣放鬆。換做右邊，一樣五個呼吸。

一天做 2~3 回

POINT

一邊做四次算一回合

◆ 鍛鍊身體筋膜的淺前線、深前線、側線

03

手臂畫大圈

放鬆筋膜和關節

長期肌肉的僵硬與緊繃，會降低關節的活動度，要放鬆的不只是肌肉，串聯全身的筋膜系統與關節都得要好好的重視與照顧。

「手臂畫大圈」不只放鬆手臂，胸部和肩頸也能越來越輕鬆。

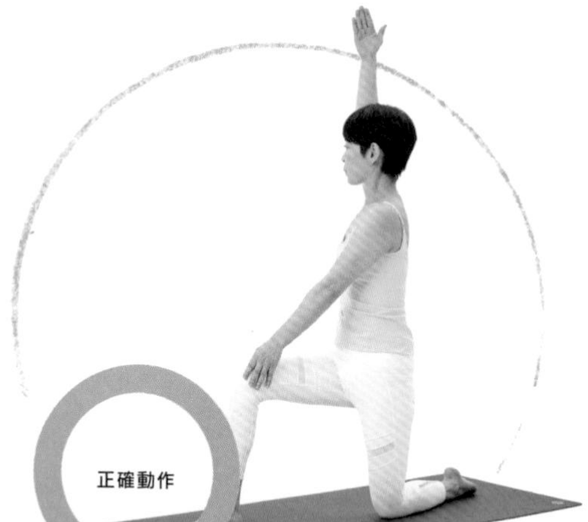

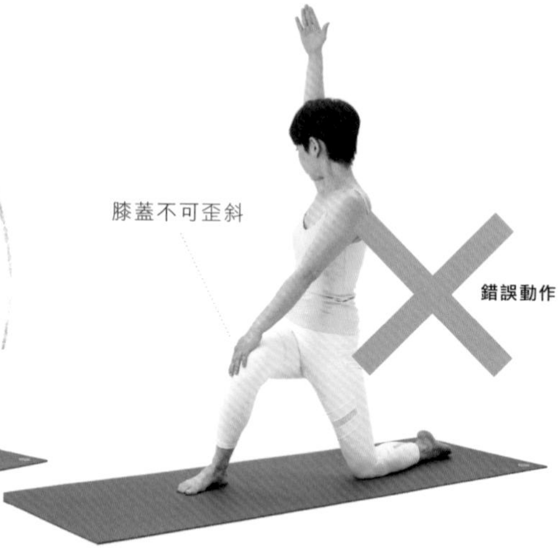

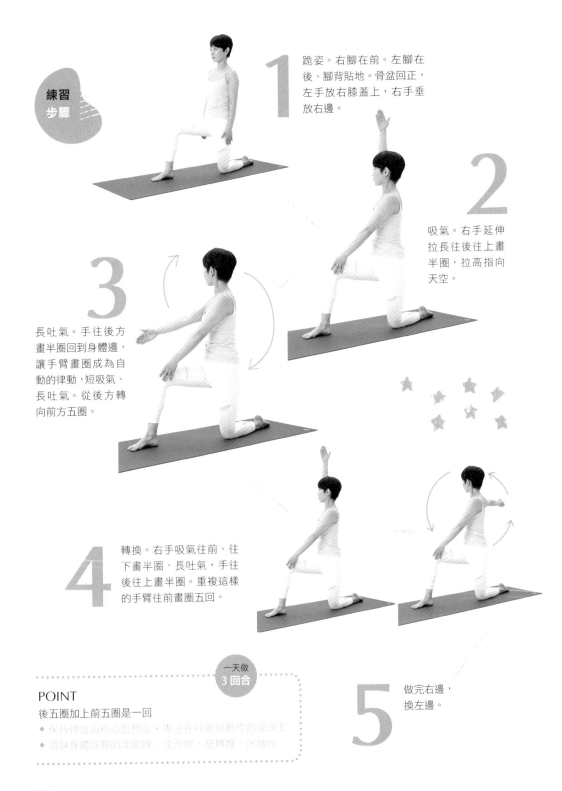

練習步驟

1 跪姿。右腳在前。左腳在後、腳背貼地。骨盆回正，左手放右膝蓋上，右手垂放右邊。

2 吸氣。右手延伸拉長往後往上畫半圈，拉高指向天空。

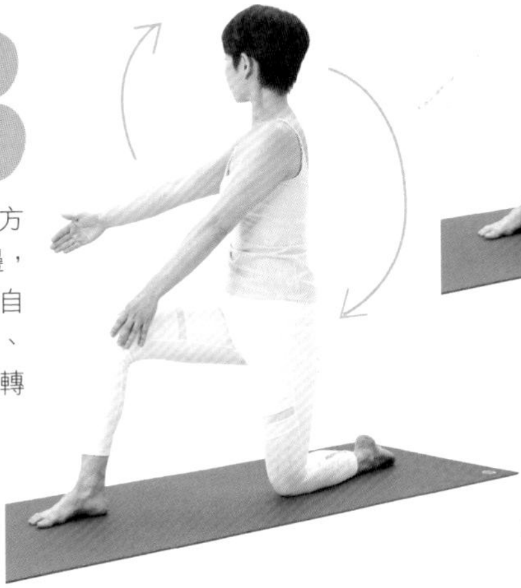

3 長吐氣。手往後方畫半圈回到身體邊，讓手臂畫圈成為自動的律動，短吸氣、長吐氣。從後方轉向前方五圈。

4 轉換。右手吸氣往前、往下畫半圈，長吐氣，手往後往上畫半圈。重複這樣的手臂往前畫圈五回。

5 做完右邊，換左邊。

一天做 3 回合

POINT

後五圈加上前五圈是一回

- 保持骨盆與核心的穩定，專注在呼吸與動作的協調上
- 鍛鍊身體筋膜的淺前線、淺背線、扭轉線、深層線

04

背手左右轉

改善偏頭痛

側線與螺旋線都是幫助身體維持左右平衡重要的筋膜腺，當左右兩側的張力不平均時，就會造成單邊疼痛的問題。讓兩側回到平衡的狀態，可以幫助我們來改善偏頭痛的問題。

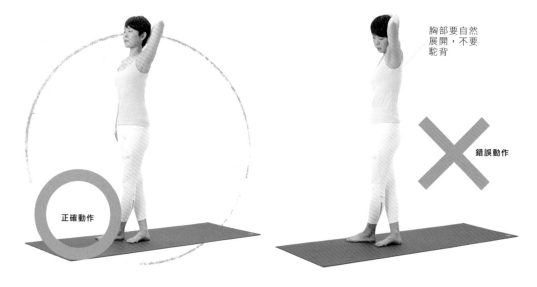

練習步驟

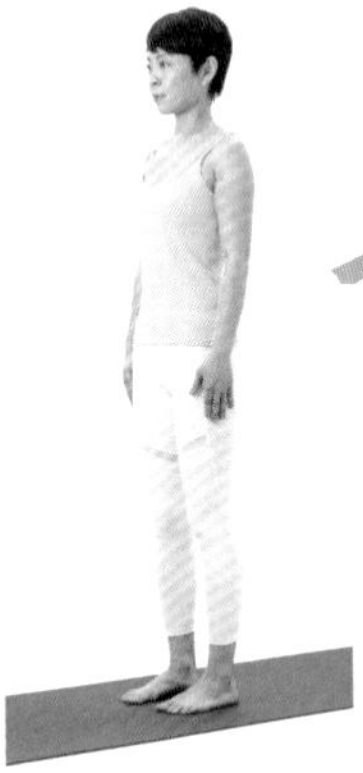

1 身體採自然站姿。

進階練習

1. 吸氣，腳踮高，雙手從前方拉高至頭頂。
2. 吐氣，膝蓋蹲，雙手再從前方往下往後拉。重複這樣的動作四次。

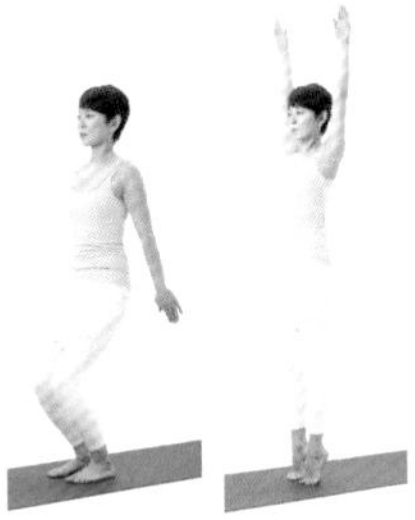

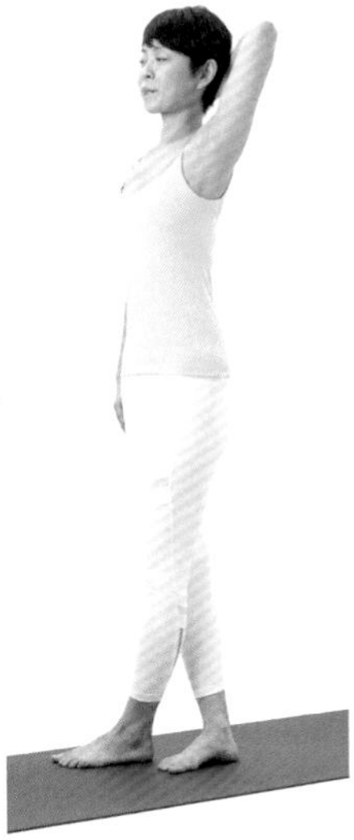

2 左腳交叉放在右腳的前方。左手輕放在右耳的上方，胸部自然展開。

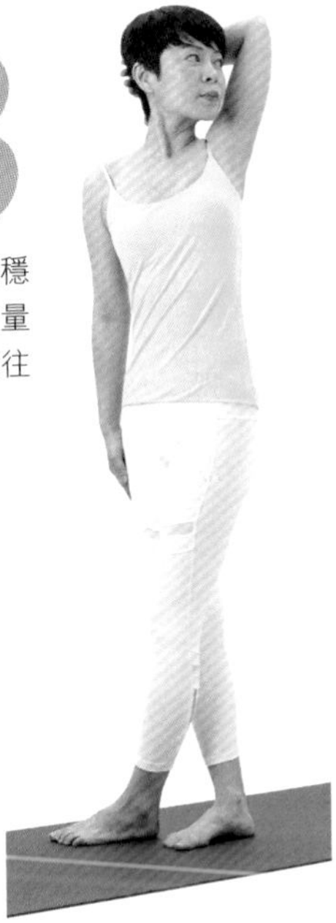

3 吸氣時。保持身體穩定不動，左手的重量放到頭上方，身體往後微微轉。

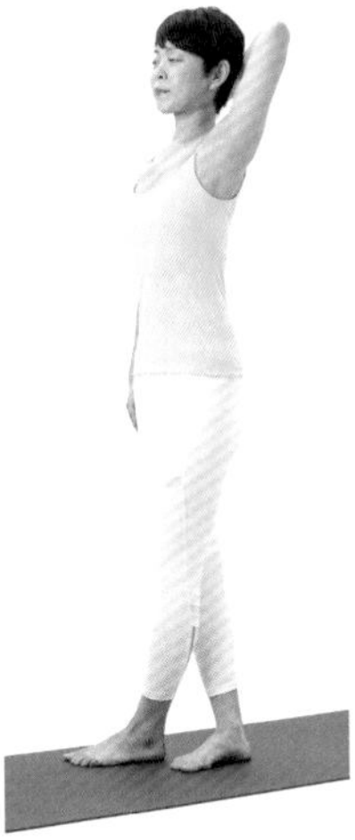

4 吐氣。身體再轉回正前方，吸氣再重複把左手往後延展開，吐氣再轉回正，重複五次。

5 換邊一樣動作，左右側均做完為一回。

一天做 3 回合

POINT

左右兩側都各做五次為一回合

- 保持骨盆在正中央的位置，脊椎拉長不駝背
- 鍛鍊身體筋膜的淺前線、螺旋線、功能線、手臂前側線，手臂後側線，深前線

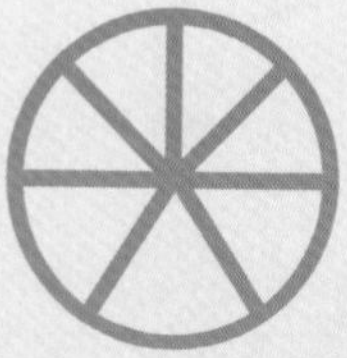

眉心輪

深層放鬆與直覺力來源

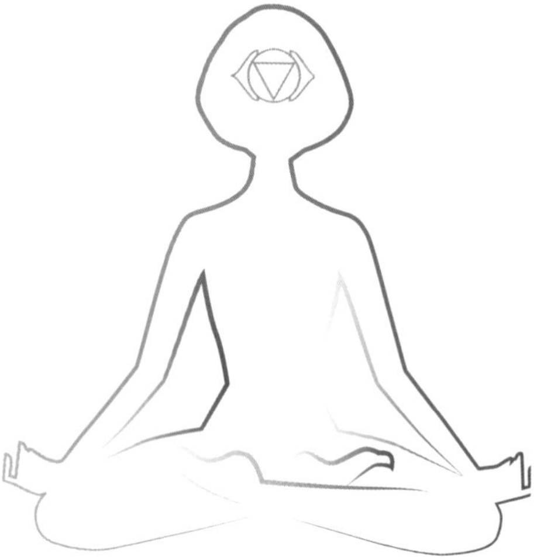

眉心輪

突然靈光乍現、內在直覺和聲音

元素

光

主掌

松果體與腦下垂體

對應的精油能量

綠薄荷、薰衣草、葡萄柚、
檜木、檀香

香氣宣言

親愛的宇宙，我確認我在每一個時刻都在最好的位置上，我已經準備好完全的信任我的直覺，傾聽我內在的聲音跟指引。我已經準備好，請你給我清明的智慧，讓我可以我知曉一切事情的元素與本質。

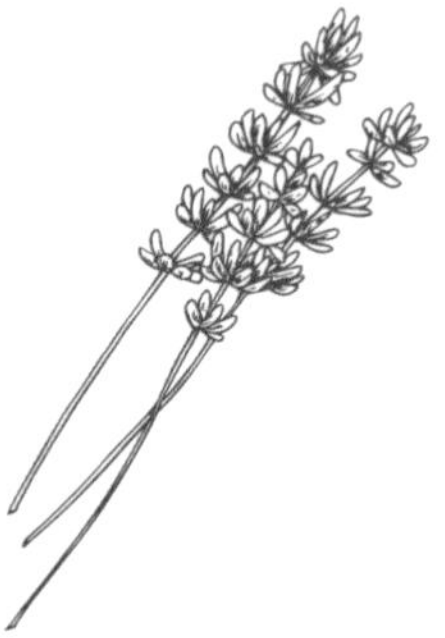

眉心輪的位置在於兩眉之間，透過腦神經直接連結腦神經，主要影響著我們大腦、小腦、延腦、中樞神經……等等，整個頭部幾乎都和眉心輪有關係。

元素是光，光元素是比火元素更精緻、純淨且穩定，光會讓一切黑暗看得見。

每一個人相信都有那種念頭一閃、靈光乍現的時候，是一種內在的聲音或是直覺。眉心輪同時也是主要負責傳導、神經傳導，一種上對下的往來，是領導、管理、統御能力的表現。平衡的眉心輪帶來清明的大腦整合能力，能夠清楚地看清真相，更深一層的是一種自我覺醒的能力，會幫助往內探索自我，是一種心靈覺醒的能力，是有遠見且非空想或是妄想。

眉心輪對應的也是我們如何在自己的生活中去管理好自己所負責的事物或是部署，這些都與眉心輪的平衡與否有著很大的關係。

世界上每件事情不見得都可以用科學的方式來解釋，太依賴大腦的知識與科學的應證，反而會阻擾我們直覺能力而無法覺醒。平衡的眉心輪可以開啟我們的內在覺知與直覺，若失衡時身體會產生頭痛、眼睛疲勞、失眠、記憶力衰退與消化問題。

關於嗅覺

嗅覺是唯一直接與外界相連的中樞神經系統，精油的香氣可以透過嗅覺系統直接刺激神經系統，直接影響到我們的情緒與心靈。

嗅聞精油時，嗅上皮會延伸將近二千多萬條的嗅毛，這時候嗅毛就像是接收器一樣，會去接收黏膜中的香氣成分，再將這箱香氣成分轉化成電氣化學信號，然後再傳送到大腦邊緣系統。

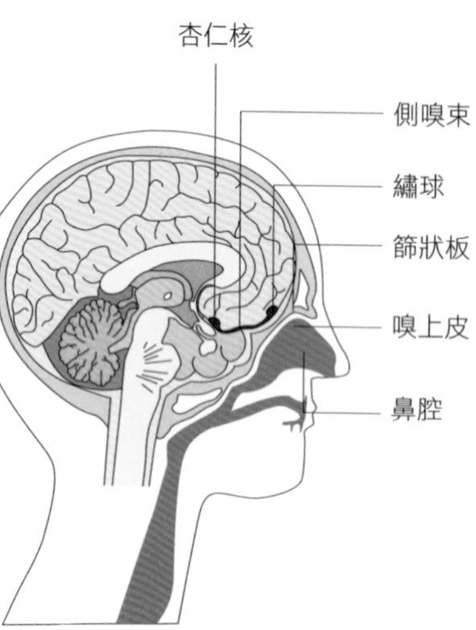

嗅覺系統

大腦的邊緣系統主要是負責掌管喜怒哀樂等情緒的領域，再來是傳達到海馬迴（掌管記憶的領域）、下視丘（掌管自律神經、內分泌系統、免疫系統等領域），然後再釋放出神經傳導化學物質（多巴胺、血清素），產生出快樂、愉悅、放鬆等情緒，使副交感神經興奮狀態、身體放鬆。這也是為什麼透過嗅吸是可以影響到我們情緒，平衡我們的自律神經系統最主要的因素。

根據國外的實驗報告指出，深呼吸會加速消除體內的毒素速度，是平常的15倍之多。尤其現代人的壓力大，都已經習慣了淺短的呼吸，甚至常常也都忘了呼吸。導致身體與細胞的含氧量不足，造成情緒與身體肌肉的緊繃。

透過吸氣，把空氣中的氧氣帶入身體，輸送到全身的每一個細胞中，透過吐氣的動作，做有效率的氣體交換，再把不需要的元素與毒素送出體外。

人體中每個細胞的外面都是被淋巴液包覆著，淋巴液的總重量是血液的四倍，淋巴系統就好像是人體中的下水道，專門輸運死去與老廢的細胞、細胞排放的毒素……等，再透過不同的管道排出體外。

血液的流動是靠心臟來運作，當心臟壓縮時，血液便經由主動脈流至身體各部份的微血管，同時所運送的氧氣和養份。但是淋巴系統的流動跟血液完全的不同，想要促進淋巴液的流動只能藉助肌肉與肌肉之間的摩擦與呼吸的生理作用來幫助運作。淋巴系統是細胞排除體內大量廢物的惟一管道，死亡的細胞也會經由淋巴系統排放出體外。

深呼吸會形成像真空的效應，把淋巴液帶入血液中，加速消除體內毒素的速度。往往這種深呼吸及運動所帶來的清理速度，是平常的15倍。

這也是為甚麼所有的瑜伽練習中呼吸法那麼重要的原因，因為只有呼吸法能夠進入體內做到細胞的淨化與排毒。

● 關於142香氛呼吸法

人體中對健康最有幫助的化學元素就是氧氣。當身體缺氧時，我們在情緒上會產生容易緊張、失眠、焦慮、記憶力衰退等現象，身體上則會有肌肉痠痛、頭昏痛、胸悶、呼吸困難、視力下降……等。這時候可以透過142香氛呼吸法來幫助快速地增加血液中的含氧量，讓身體看快素的得到有效的氣體交換，同時也可以讓細胞得到充分的含氧量，改善你體內缺氧的狀況。

練習步驟：

【1：4：2】的意思是，每吸一個時間單位，停止氣息四個單位，吐氣兩個單位。

【1：4：2】例如：你吸氣花了兩秒鐘，那麼彆氣就得八秒，吐氣四秒。以此類推……

我們吐氣用了兩倍吸氣的時間，目的是為了讓我們的淋巴系統可以有充分的時間把毒素排除。我們停止氣息用了四倍的時間是為了讓肺部可以呈現真空的狀態，這樣的狀態下血液才可以充分的利用體內的氧氣來帶動淋巴系統。

● 一開始的練習

初學者可以從吸氣兩秒、停止氣息（憋氣）八秒、吐氣四秒開始練習。若覺得這樣的頻率讓你無法放鬆，那麼你需要的是把比例調降下來，吸氣一秒、停止氣息（憋氣）四秒、吐氣兩秒，先讓身體慢慢的習慣，在往上遞增比例。練習過程中，可以搭配塗抹適合自己狀態的精油。

氣虛時，適合使用具有揚升並有喚起能量的味道。相關精油：尤加利、茶樹、野橘、葡萄柚、檸檬草、香蜂草、伊蘭等，可補充陽氣；氣盛時，適合使用具有緩抑且滋陰的香氣。相關精油：薰衣草、乳香、檀香等，可緩和情緒。

● 精油如何影響大腦？

精油可以藉由呼吸進入人體肺部與血液循環，也可以從鼻腔上方的嗅球接受器直接傳送至嗅神經，引起生理情緒的反應。為什麼精油可以做到呢？原因就在，精油是少數可以通過腦血管屏障的物質。病毒都是躲在細胞內，也因為精油的活性高、分子小、滲透性高，又可以通過腦血管屏障的特性，所以精油才可以在體內暢行無阻。

使用精油可以轉換情緒的主要關鍵在於「色胺酸」。精油中含有豐富的色胺酸，色胺酸是血清素的前驅物質。血清素是一種大腦神經傳送物質，與情緒調節有關，又被稱為腦中主要的「幸福分子」之一，這也是為什麼使用精油能夠轉換情緒與心情的主要因素。

當腦中血清素缺乏時，不但快樂不起來，更會產生憂鬱的傾向。所以很多抗憂鬱劑是藉由刺激或增加血清素活性來治療憂鬱症。血清素存在人體的血小板及腸胃道中，腸肌間神經叢濃度最高，腦和視網膜中相對含量最少。血清素還可以抑制癌細胞的生長，在松果體中血清素可以轉變為退黑激素（Melatonine），是一種可以幫助睡眠，穩定情緒的一種激素，也被稱為天然的安眠藥。

所以透過精油的嗅吸，以最快讓我們感受到內在的自己被溫暖的撫慰著，並可以幫助我們平衡身心失衡的狀態。

01

反轉V

改善失眠

筋膜淺背線的緊繃會連帶著讓脊椎也變得僵硬，而造成失眠的原因不外乎就是情緒與身體的緊繃。要馬上放鬆情緒或許沒那麼容易，那我們就先從放鬆身體開始吧！

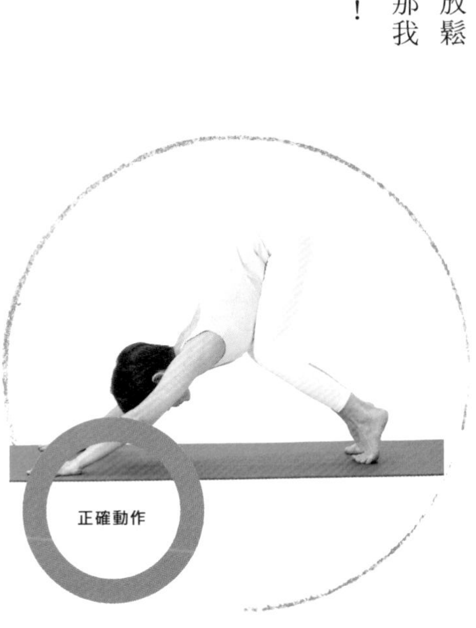

身體後推時，重心不可太過往前

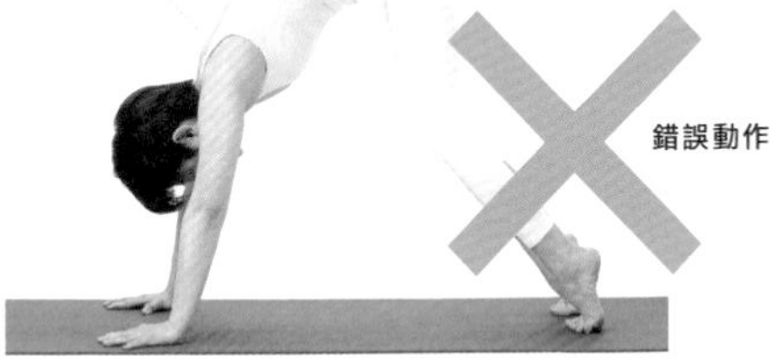

練習步驟

1

四足跪姿。雙手、雙腳打開跟肩膀一樣 。

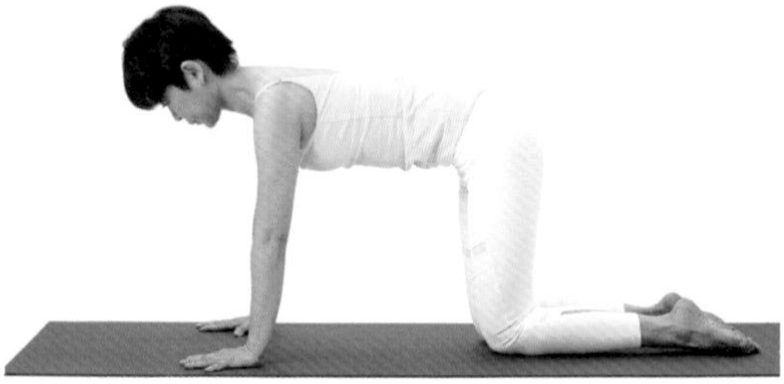

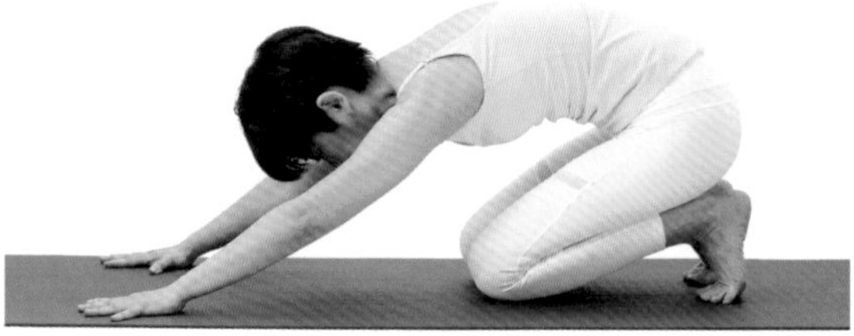

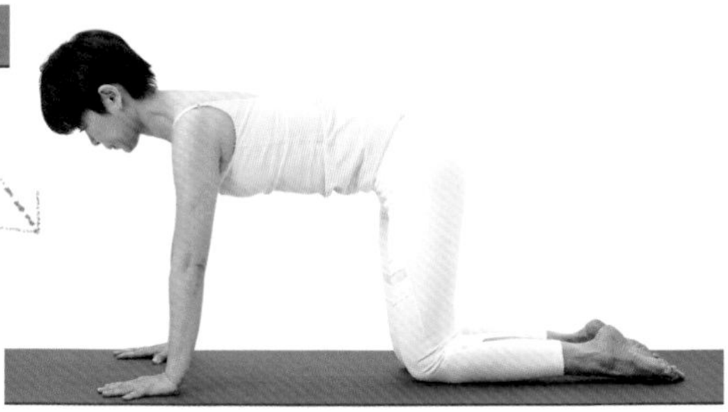

2

吸氣，雙手服貼好在地板上把身體往後推。吐氣，再把身體推回四足跪姿，重複這樣的吸吐與動作三次。

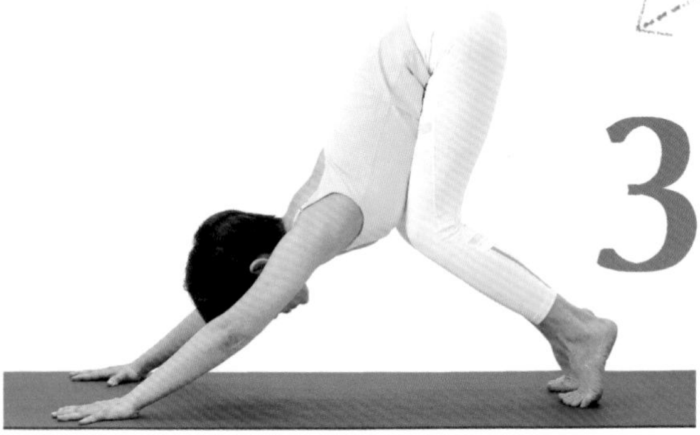

3

吸氣再次把身體往後推，保持肩膀與軀幹不移動，像一個溜滑梯的形狀，膝蓋慢慢離開地板，拉長腿後側。

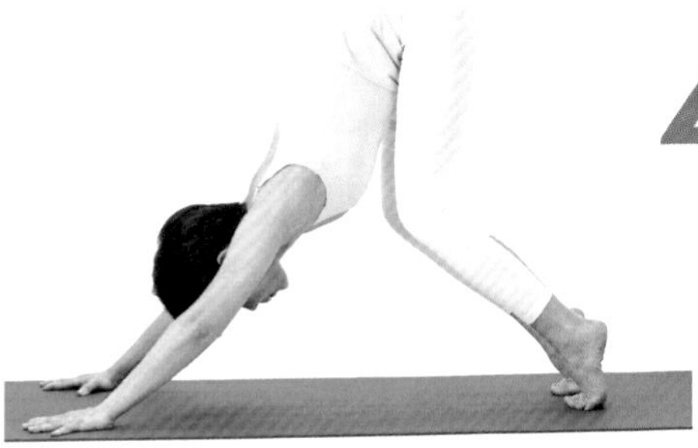

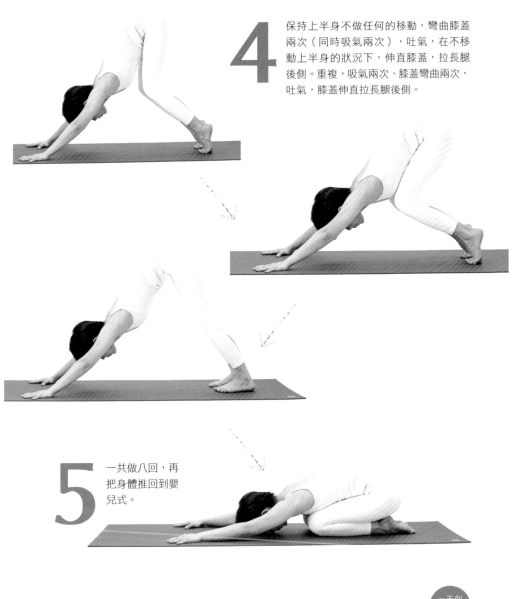

4 保持上半身不做任何的移動，彎曲膝蓋兩次（同時吸氣兩次），吐氣，在不移動上半身的狀況下，伸直膝蓋，拉長腿後側。重複，吸氣兩次、膝蓋彎曲兩次，吐氣，膝蓋伸直拉長腿後側。

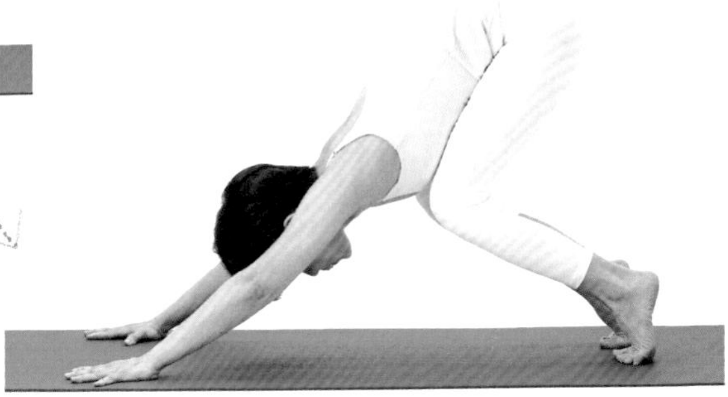

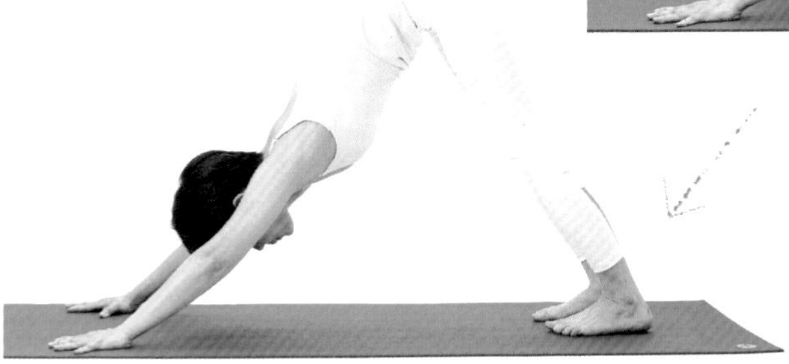

5 一共做八回，再把身體推回到嬰兒式。

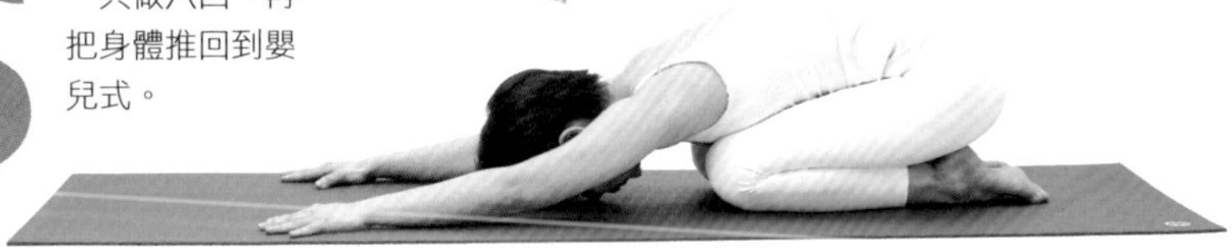

一天做 **8 回合**

POINT

- 維持骨盆與脊椎在正中央的位置。隨時配合呼吸穩定和核心肌群
- 鍛鍊身體筋膜的淺前線、淺背線、手臂前側線、手臂後側線、深前線

02

畫出大彩虹

改善精神無法集中

如果平日太多的思緒，容易造成情緒紛亂與精神散亂，也是現代人有這麼多情緒和精神障礙的原因。

讓我們一起配合呼吸、連結肢體的活動、啟動核心肌群，讓自己專注在一個移動的過程裡。

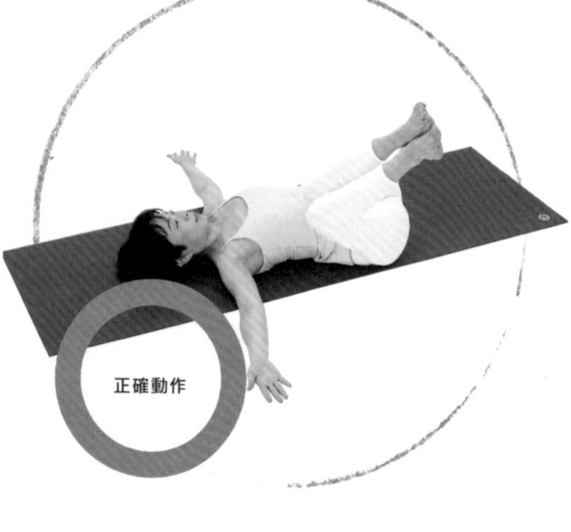

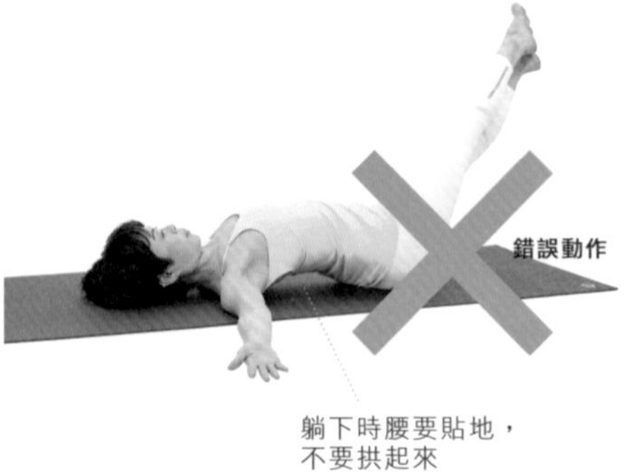

躺下時腰要貼地，
不要拱起來

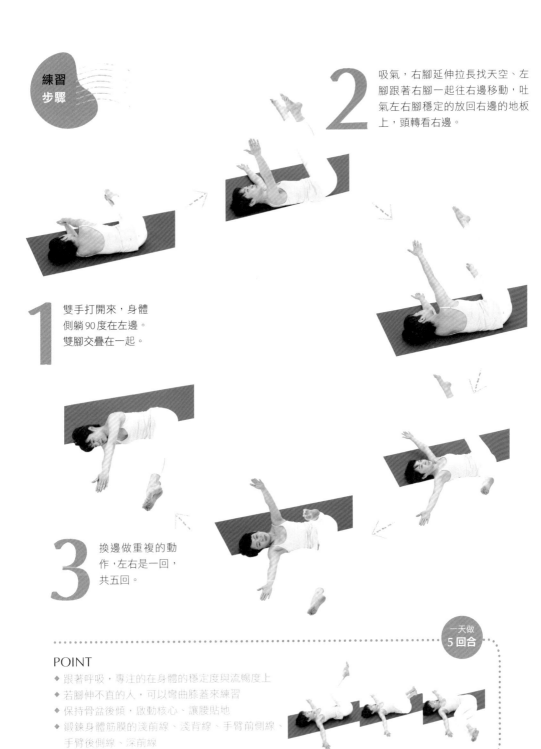

練習步驟

2 吸氣，右腳延伸拉長找天空、左腳跟著右腳一起往右邊移動，吐氣左右腳穩定的放回右邊的地板上，頭轉看右邊。

1 雙手打開來，身體側躺90度在左邊。雙腳交疊在一起。

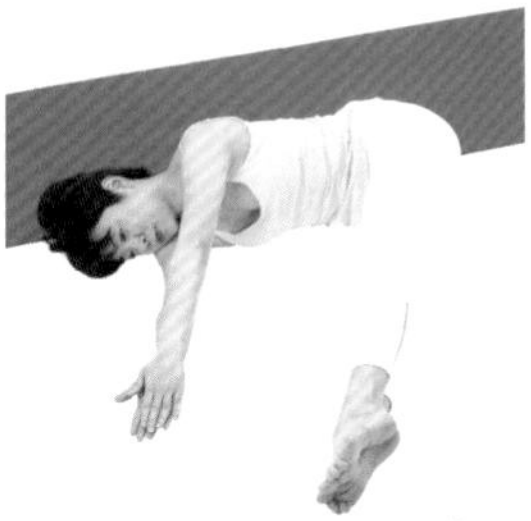

3 換邊做重複的動作，左右是一回，共五回。

一天做 **5回合**

POINT

- 跟著呼吸，專注的在身體的穩定度與流暢度上
- 若腳伸不直的人，可以彎曲膝蓋來練習
- 保持骨盆後傾，啟動核心、讓腰貼地
- 鍛鍊身體筋膜的淺前線、淺背線、手臂前側線、手臂後側線、深前線

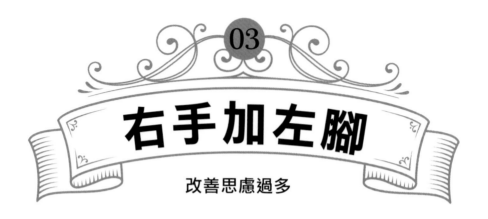

右手加左腳

改善思慮過多

當眉心輪失衡時，最容易發生的狀況就是想太多，預設太多。回到身體的控制，訓練手腳的協調能力，可以幫助放鬆大腦。

大腦放鬆了，思慮自然會簡單清明，平常想不開的問題自然也能撥雲見日。

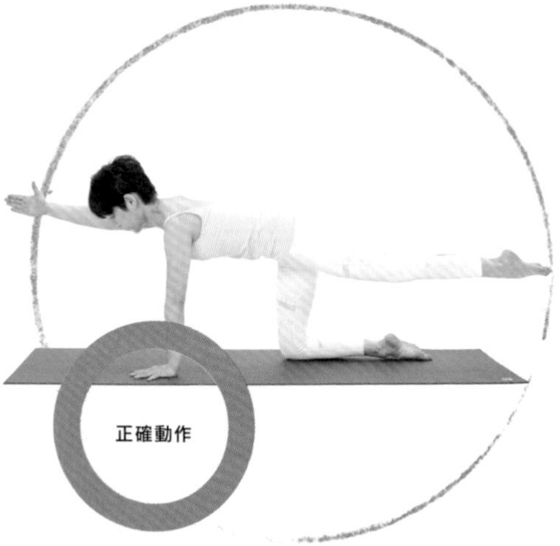

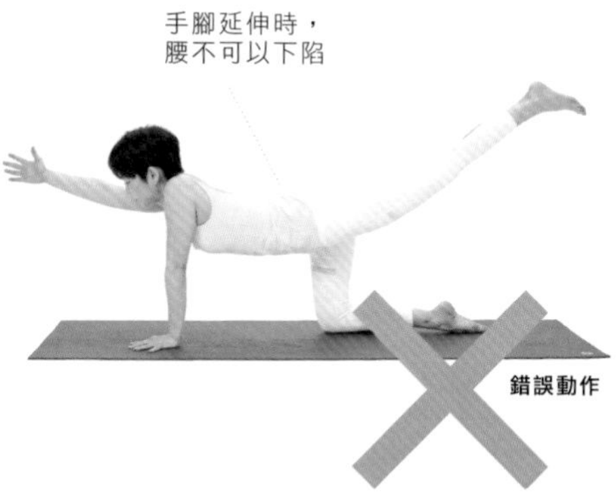

練習
步驟

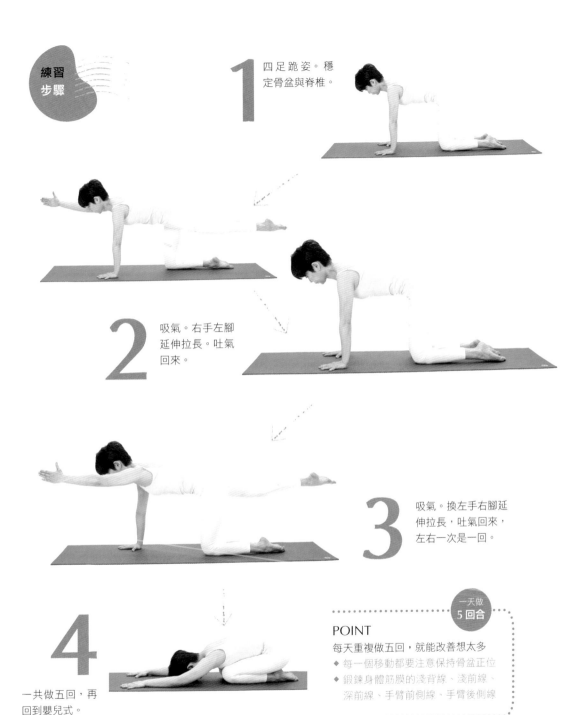

1

四足跪姿。穩定骨盆與脊椎。

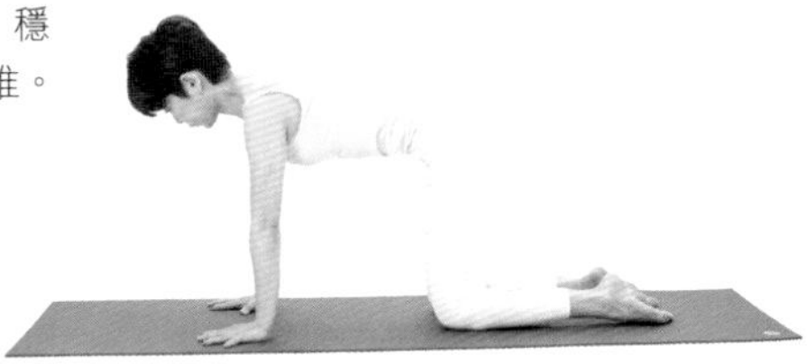

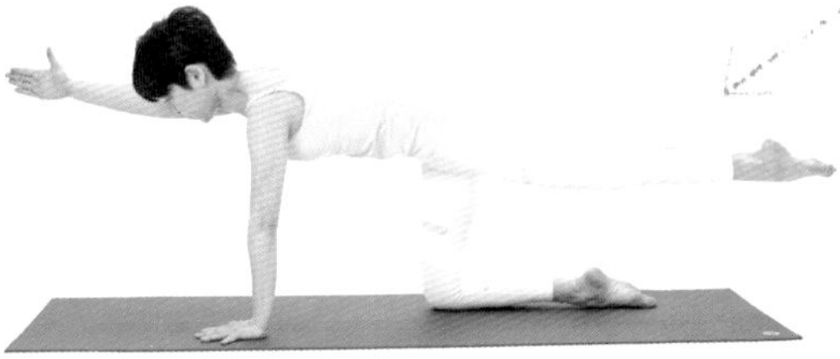

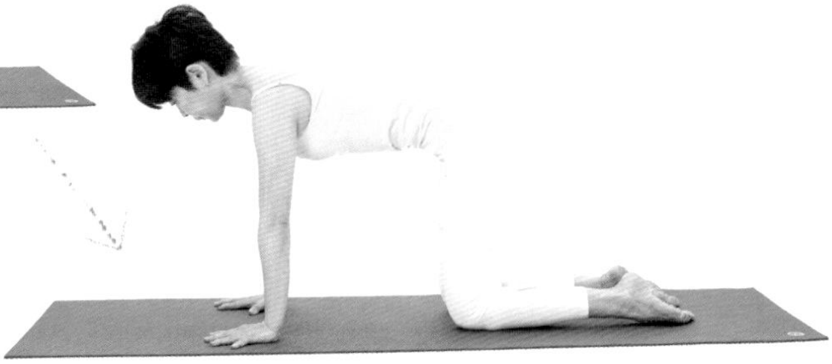

2

吸氣。右手左腳延伸拉長。吐氣回來。

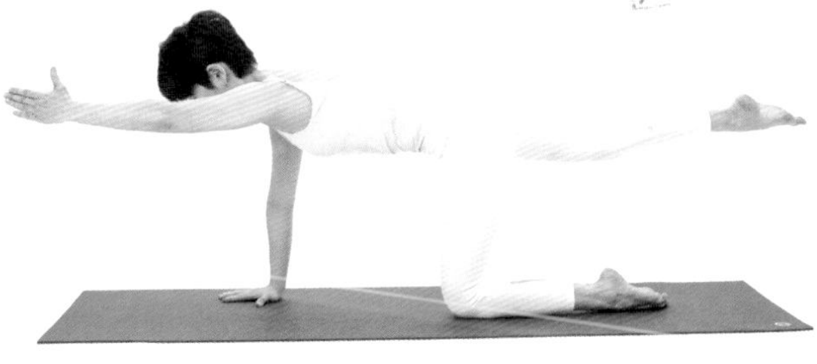

3

吸氣。換左手右腳延伸拉長，吐氣回來，左右一次是一回。

4

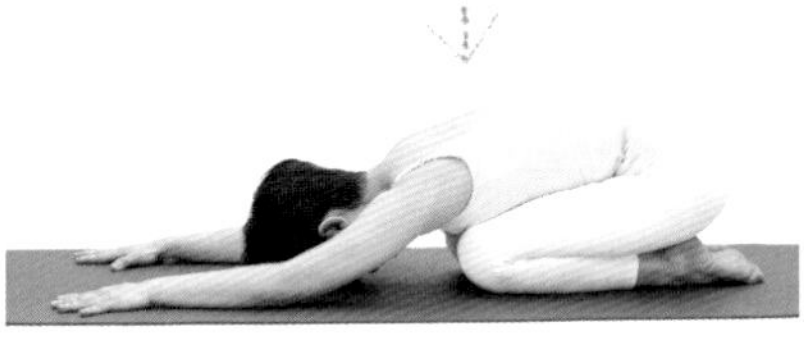

一共做五回，再回到嬰兒式。

一天做
5 回合

POINT

每天重複做五回，就能改善想太多

- 每一個移動都要注意保持骨盆正位
- 鍛鍊身體筋膜的淺背線、淺前線、深前線、手臂前側線、手臂後側線

04

踮腳找平衡

經常忘東忘西

人體的足部由26塊骨頭，56個關節和118根肌腱組合而成。當我們走路的時候，雙腳必須承受1.2倍的體重重量。雙腳離大腦最遠，平衡感的練習，可以幫助訓練大小腦的協調與身體的平衡，也能活化大腦、增進記憶力和思考能力。

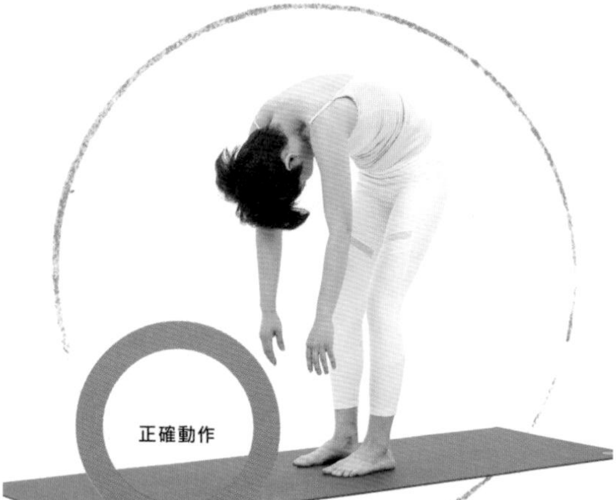
正確動作

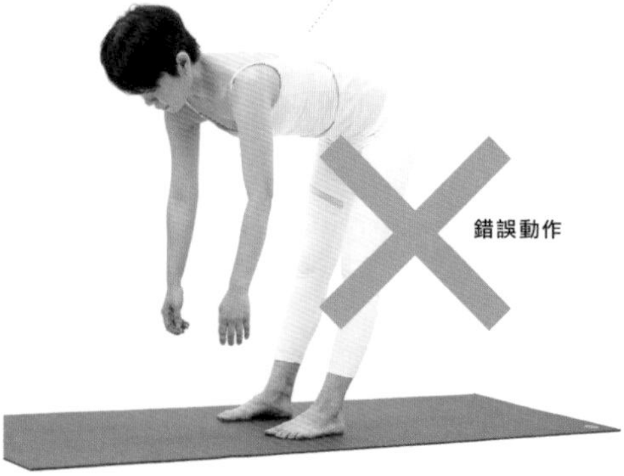
捲回時，背部要自然放鬆，不可凹背
錯誤動作

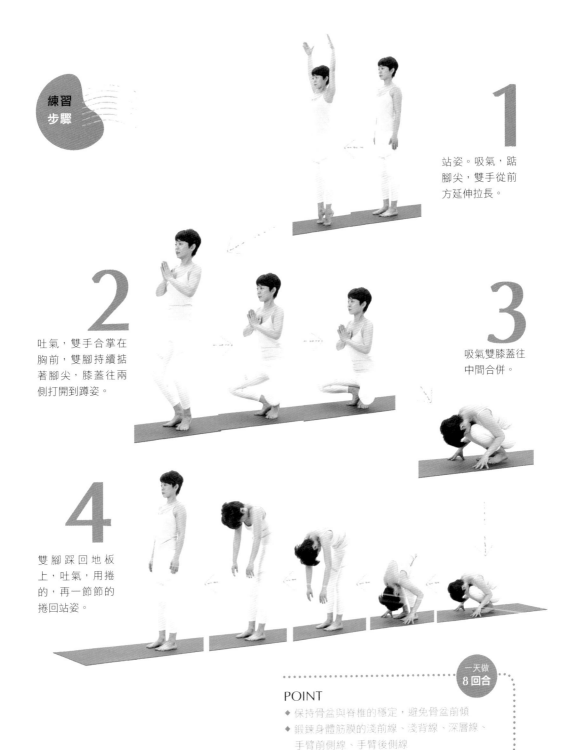

練習步驟

1

站姿。吸氣，踮腳尖，雙手從前方延伸拉長。

2

吐氣，雙手合掌在胸前，雙腳持續掂著腳尖，膝蓋往兩側打開到蹲姿。

3

吸氣雙膝蓋往中間合併。

4

雙腳踩回地板上，吐氣，用捲的，再一節節的捲回站姿。

一天做
8 回合

POINT

- 保持骨盆與脊椎的穩定，避免骨盆前傾
- 鍛鍊身體筋膜的淺前線、淺背線、深層線、手臂前側線、手臂後側線

頂輪

與大自然合為一體

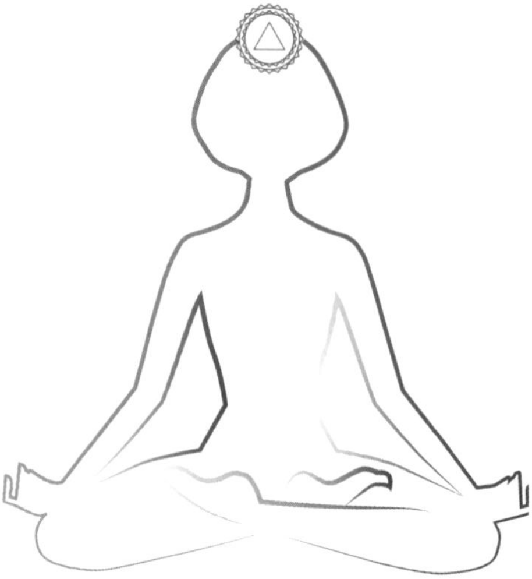

頂輪

增加智慧與思考能力

元素

空 ⊙

主掌

大小腦、腦幹、丘腦，邊緣系統

對應的精油能量

乳香、檀香、沒藥

香氣宣言

親愛的宇宙，我相信每一個時刻我都會在最好的位置上。我順從內在的智慧，聽從內在的聲音，我願意保持清明的大腦，順從內在的指示。我已經知曉一切事件的元素與本質。

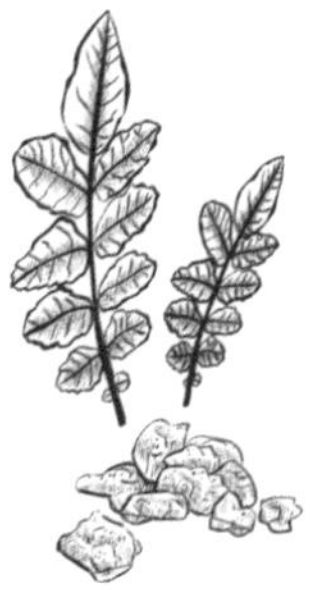

頂輪是我們中國人稱為百會穴的位置，百會穴的位置位於兩眉中間往上延伸到頭頂處，雙耳處也延伸往上，這兩條線交會的地方就是我們俗稱的百會穴，頂輪的位置。

頂輪影響到的是我們的大小腦、腦幹、丘腦，邊緣系統等等。大腦跟我們的思考、自主性運動、語言等的中樞。小腦與平衡、運動、姿勢的中樞有關，腦幹負責我們的呼吸、血壓、心跳等等，丘腦則是負責所有覺受器官傳來的訊息，包括眼睛、鼻子、舌頭、嘴巴、身體等等。邊緣系統也是我們的情緒腦，包含了海馬迴，負責影響長期記憶；杏仁核：情感創傷的儲存和釋放；下丘腦：自主神經與荷爾蒙的分泌；扣帶迴：調節血壓心率與注意力。這也是為什麼嗅覺系統跟大腦的邊緣系統非常緊密的原因。

頂輪是肉身最高的振動頻率，這個脈輪的形狀像是千瓣蓮花一樣綻放在頭部的四周，同時也是象徵著能量從四面八方匯聚進來。頂輪的元素是空，空這個元素同時也是代表著無限、自在、更有萬有的意思，因為唯有虛空才能創造萬有、唯有虛空才能包容萬物。頂輪同時與我們的海底輪是相通的，根基一定得先穩固才能夠往上發展與延伸，如果是用果樹來做比喻的話，海底輪就是樹根以及樹木的生長環境，經過培育、灌溉、成長到開花，頂輪就是那個開花後的結果，

頂輪的能量作用在人生的運作上會是代表著我們無形資產、成就、風評、社會地位、有形資產、房地產……等等，對於個人來說頂輪是我們對自己的滿意度跟幸福感。若頂輪失衡很容易會有愛幻想、不切實際、愛做白日夢、記憶力衰退……等症狀出現。

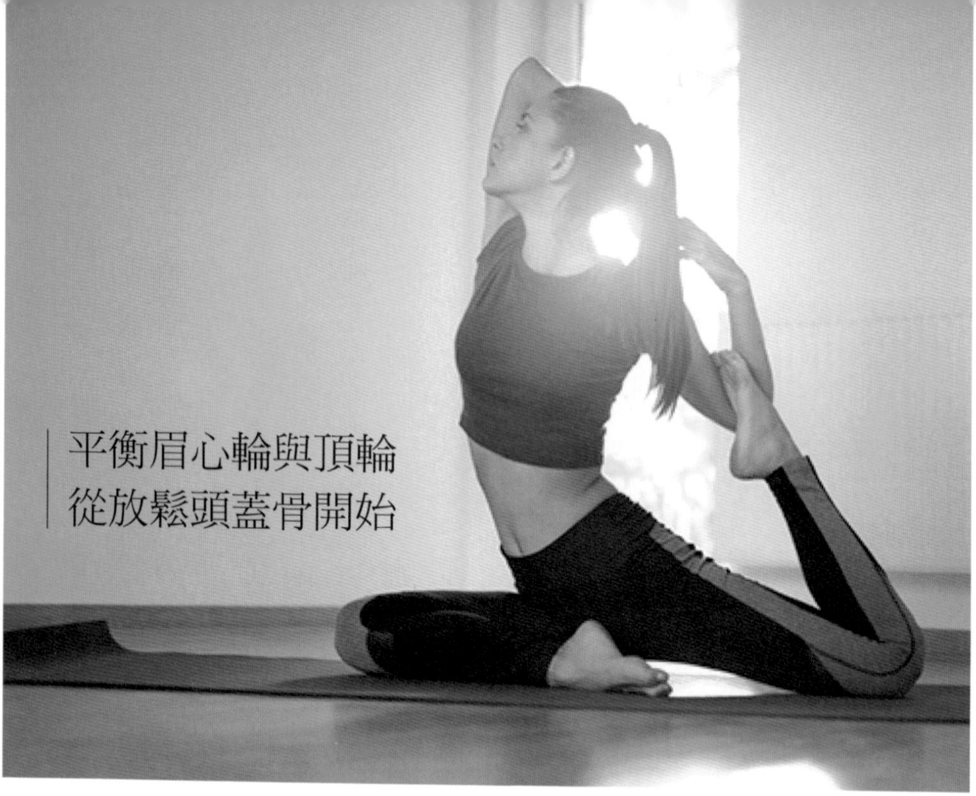

平衡眉心輪與頂輪
從放鬆頭蓋骨開始

要消除頭部的緊繃，我們得先從放鬆全身的筋膜開始。筋膜位於皮膚的下方，會隨著皮膚的移動而得到舒緩，身體的姿勢不正確與身心的緊繃都會帶來筋膜的僵硬，這時候需要以適度壓力來放鬆筋膜，緊繃的筋膜會因此像擠海綿一樣擠出肌膜組織裡面的水分，達到水分交換的作用來幫助釋放肌肉的緊繃與痠痛的問題。

根據 Thomas Myers 將人體筋膜研究理論學裡面，認為筋膜系統是人體最大的覺受器官，貫穿全身的筋膜網路系統構成人體的整體性，我們人體的穩定、張力、姿勢的代償都是跟筋肌膜有著密不可分的關係。在生理結構的狀態下，筋肌膜這三者之間相互的運作來達到一系列肢體的活動，當然若其中一部分受損，也會逐漸的影響著其他兩者。

●觸摸頭皮，認識頭蓋骨

頭薦骨系統的構造表層包含頭顱、脊椎、薦椎尾骨，裡層包含腦脊膜及脊椎神經，主要在保護與供給營養予腦部及中樞神經系統。

頭蓋骨的顱縫就像是關節一樣，把每一塊頭骨連結在一起，頭部的最表層是頭皮，頭皮的皮膚與背部、腿部、腳底全身的皮膚都是屬於同一層，就像是保鮮膜一樣包覆著身體，皮膚具有極佳的延展性，這也是為什麼我們可以順暢的運動。皮膚的下面就是肌肉，不同型態的肌肉結構負責不同的運作功能；臉部擁有能夠表現細微變化的「表情肌」，肌肉會反應情緒與思緒，當我們開心時會放鬆，悲傷時會緊縮，憂愁時常常會不自覺地皺眉一樣，用腦過度、思慮過多都會造成頭蓋骨與臉部的緊繃，置之不理，就會造成頭皮僵硬的症狀，「僵硬」是指肌肉缺氧、硬化，失去原有的彈性。

頭顱不是一般跟身體一樣的肌肉系統，只有一層連接前面額頭與後腦勺的筋膜，稱為「帽狀筋膜」。頭蓋骨跟頭皮之間有著薄薄的肌肉，頭部的前方跟額頭的周圍是「額肌」，有過多的煩惱跟思緒多的人都會過度的使用大腦的「額葉」，這也會造成「額肌」容易緊繃與僵硬，皺眉這個動作就是額肌緊繃最好的例子。兩側跟耳朵上方是「顳肌」，當我們專注在某件事情或情緒的憤怒、焦慮，都會不自覺地咬緊牙關，甚至會夜間磨牙，這些都會造成我們的顳肌變得僵硬，不但會讓眼窩產生疼痛、這樣的疼痛甚至會延伸到耳後兩側、太陽穴的部分，造成慣性的頭痛。

大腦的後方是「枕肌」，現代人用太多的３Ｃ產品，低頭族越來越多，頭後方的枕肌與肩頸跟背部的肌肉群是相互連結的，所以當枕肌僵硬時，更會連帶著讓肩頸與上背部有緊繃的狀況出現。

筋膜跟皮膚的特性不太一樣，筋膜根據不同的功能分成不同的路線；淺背線、淺前／深前線、側線、螺旋線這五條筋膜都與我們的頭頸部相連結，所以要徹底地消除頭頸部的緊繃，我們得從這五條筋膜線下手。當放鬆頭蓋骨，可以釋放頭顱的壓力與緊繃，顱縫也可以變得有彈性，這種放鬆的感受更會傳送到大腦跟脊椎神經的薄膜，幫助促進脊髓液的流動，這樣的一個小動作對於平衡自律神經系統與開啟自癒能力是非常重要的步驟。

頭蓋骨按摩練習

自我釋放壓力

【三大注意事項】

1. 保持覺知。感受雙手與頭蓋骨之間的互動。
2. 手法輕柔。不要用力拉扯或揉壓。
3. 放鬆肩頸。保持身體穩定。

頭部筋膜與頭蓋骨的自我釋放壓力練習，重點在於放鬆筋膜系統與釋放顱縫間的壓力，與一般的按摩是截然不同的。有力道的拉扯跟按壓會直接舒緩到肌肉系統，但是我們要先從消除皮膚的緊繃與扭轉開始，輕柔的手法才能夠幫助僵硬的筋膜得到伸展與壓力的釋放。

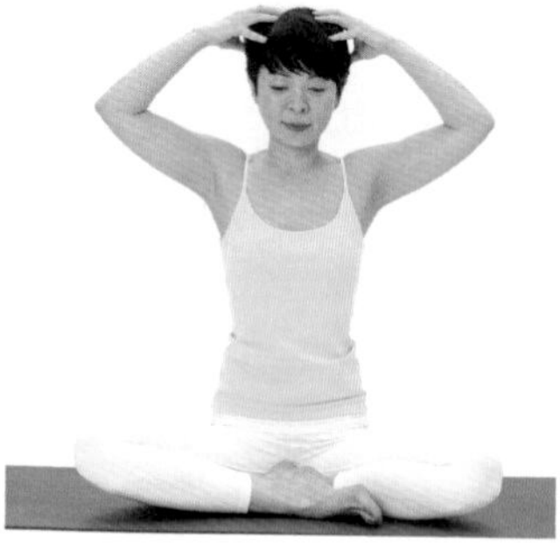

1 按按頭頂

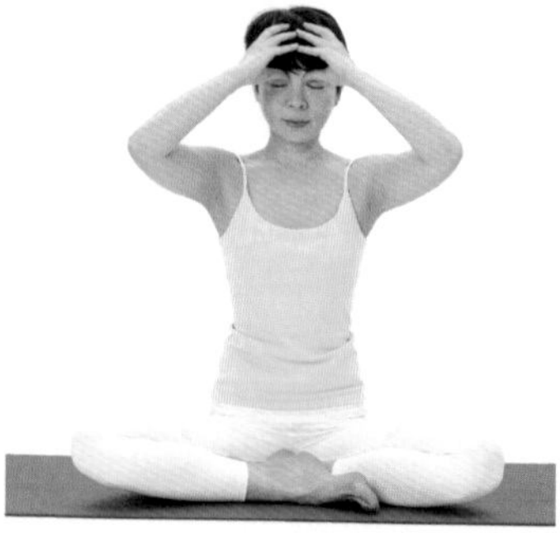

2 按摩眼窩

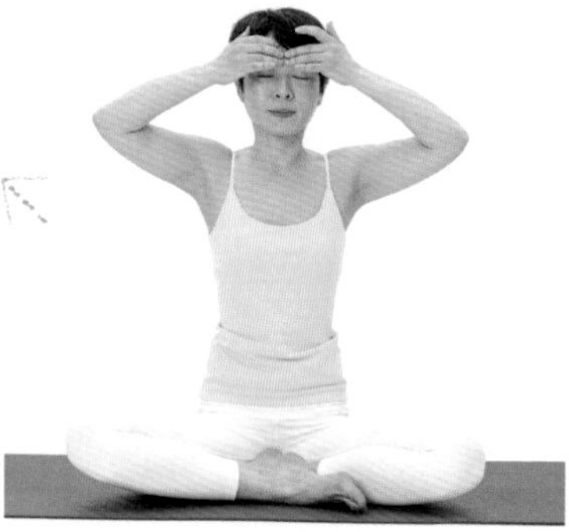

3 按摩眉毛 / 眉心

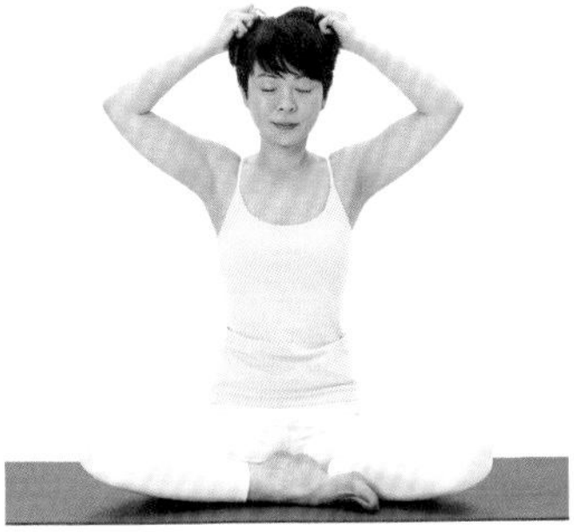

4 拉拉頭皮

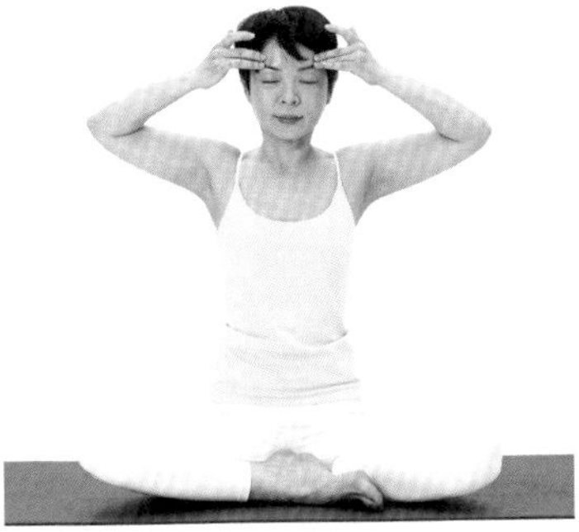

5 揉揉太陽穴

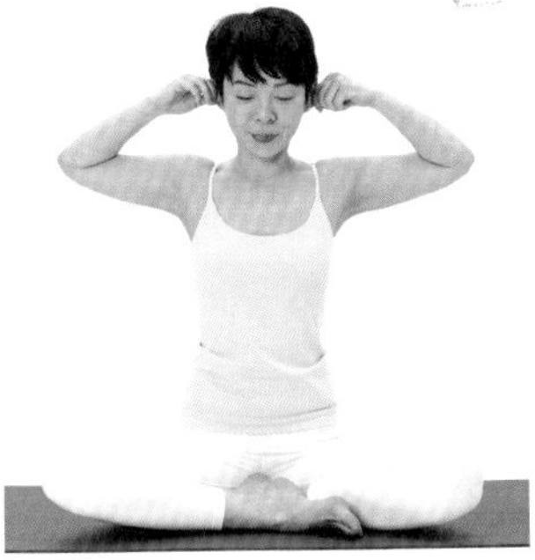

6 拉拉耳朵

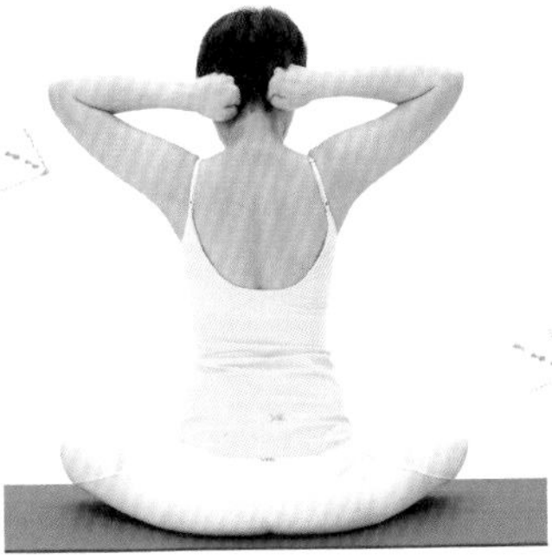

7 揉揉風池

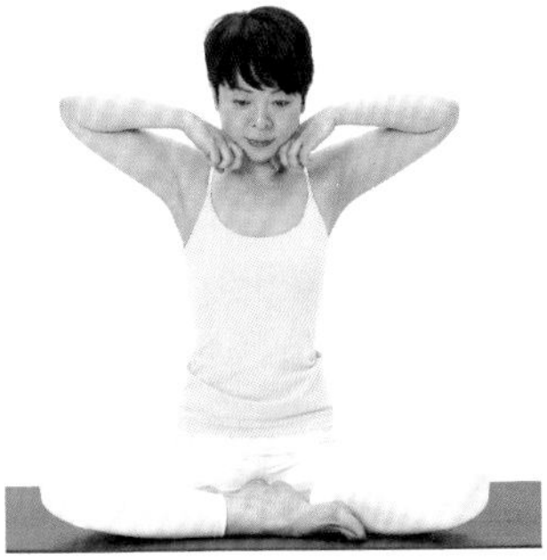

8 夾夾下巴拉到後頸

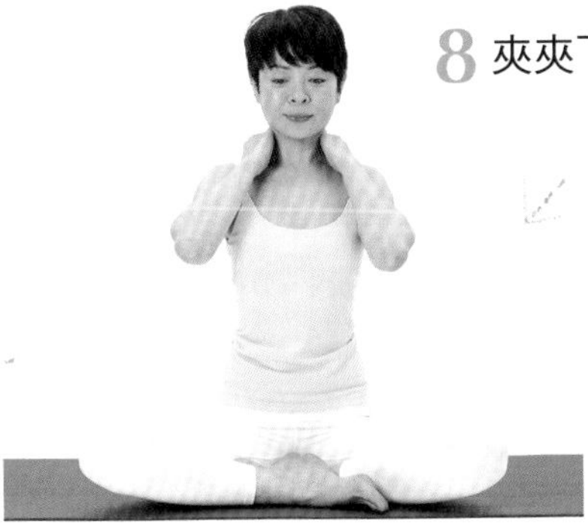

9 抓抓脖子

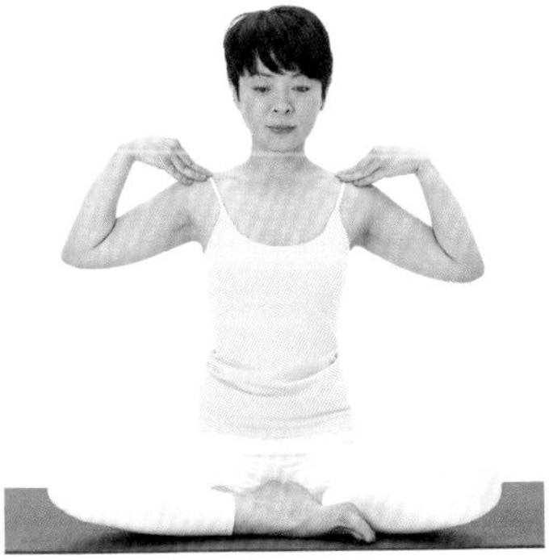

10 順順肩頸

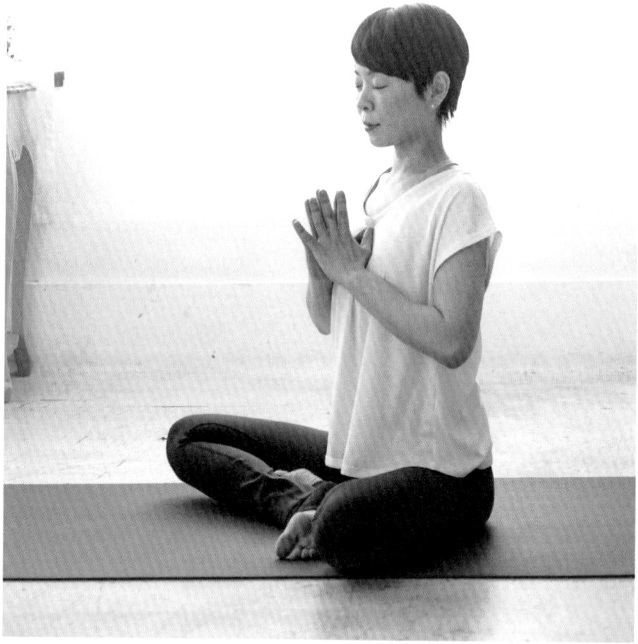

Om「嗡」唱誦呼吸法

OM梵文的寫法是「ॐ」，OM是宇宙出現的第一個聲音，宇宙萬物都是由OM的震動而產生，就很像是蜜蜂拍動翅膀的那個嗡嗡聲般，胎兒在媽媽的肚子中裡的胎音也是一種嗡嗡聲。OM的發音分為三個音節，A、U和M三個音節，A（阿）從下腹輪、丹田的位置發音，U（烏）由下往上到喉嚨最後到口腔嘴唇輕閉上止於M（m），到M的時候，持續讓這一個發音儘量緩慢且穩定的在口腔、頭部、眉心間共鳴著，這時候會產生一種寂靜的回音，迴盪在我們內在的空間。Om的唱頌必須要讓氣息穩定，很像聲音由近處到遠處然後慢慢的回歸到平靜。持續地吸氣，把氣平穩的帶進身體，吐氣時打開嘴巴從A（阿）開始發音，在同一個吐氣中，讓你的阿慢慢轉換到O的音，最後再緩緩地把嘴唇閉起來轉換到M的發音，讓這一個M音的共振持續在口腔、頭顱中，結束後，再緩緩地接下一個吸氣，讓這樣的一個過程是流暢的，讓自己沈浸在這樣的一個音頻共振中。

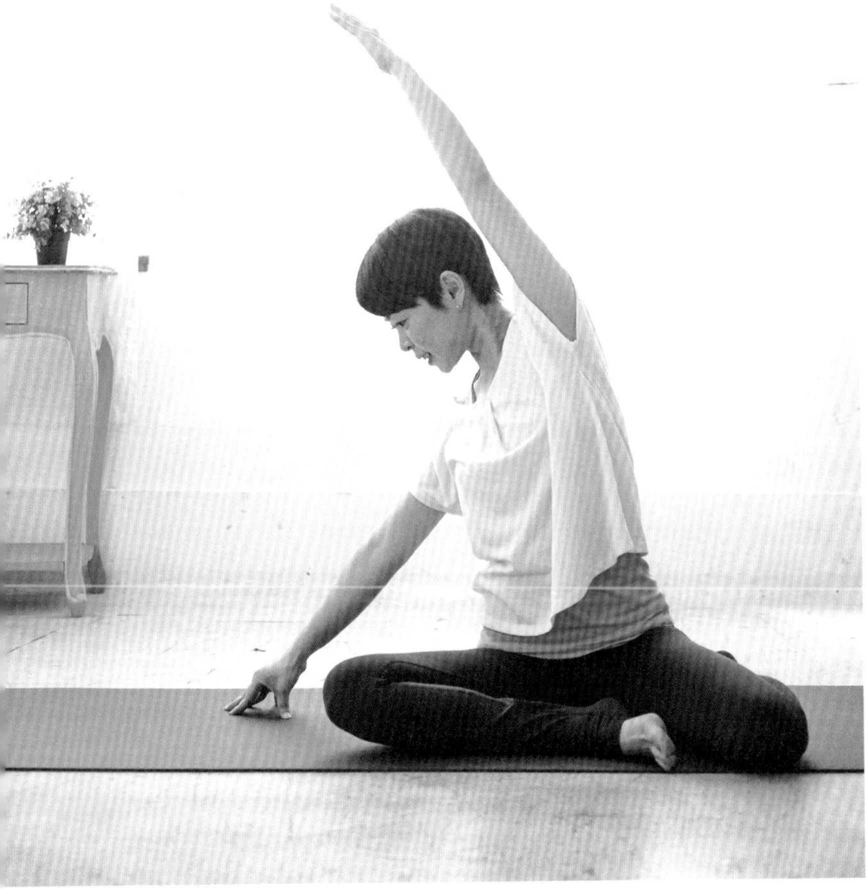

Part

3

在辦公室也能伸展

現代人壓力山大，工作一半疲累不堪時
好好運用辦公室伸展操也能馬上回復元氣

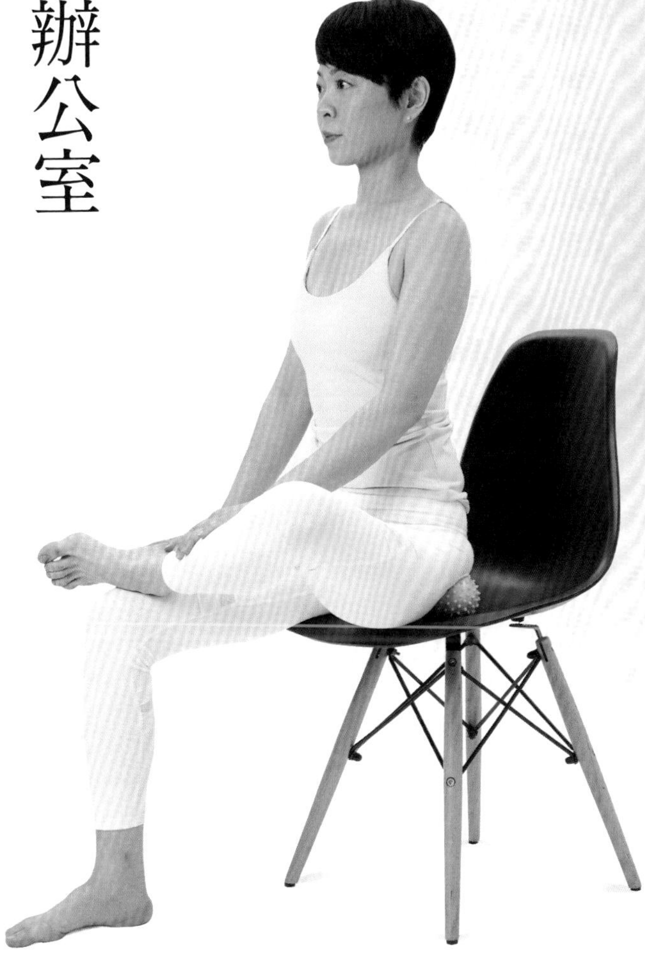

01

站著拉一拉

消除莫名的焦慮

工作時經常感到莫名的不安與焦慮，當雙腳開始沈重，當腦袋思緒開始不清晰，這時候你需要讓身體重新的開機設定，多與大地的連結來增加安全感。

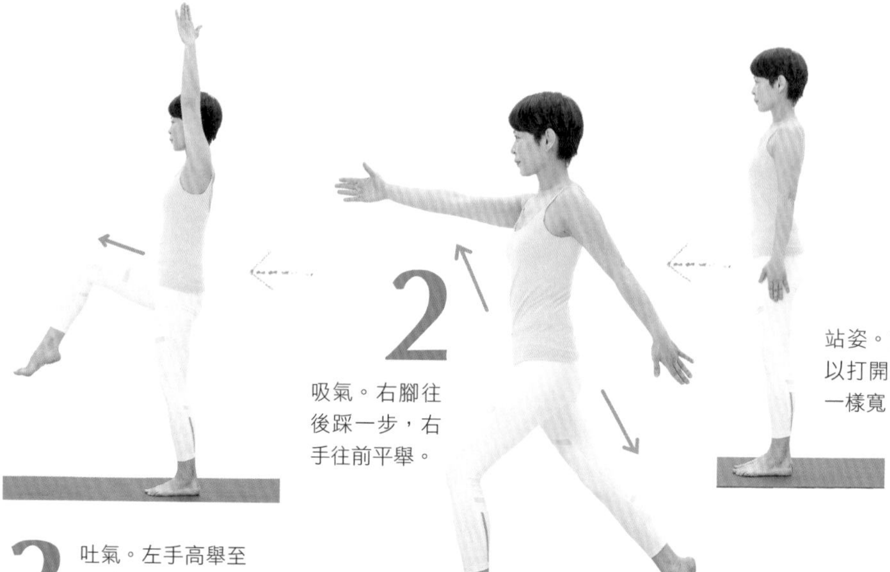

1 站姿。雙腳可以打開跟骨盆一樣寬。

2 吸氣。右腳往後踩一步，右手往前平舉。

3 吐氣。左手高舉至 90 度，右手回到身體邊。右腳往前抬到 90 度。

4 吸氣。重複步驟 2~3，這樣是一回，一次八回。

5 換邊一樣做八回。

02

躺手轉轉身

消除肩頸痠痛、烏龜脖

辦公桌前長期的使用電腦，會因為姿勢不良而造成慣性的肩頸痠痛與烏龜脖，更會造成心情的煩躁，這時來一回躺手轉轉身吧！可以幫助你打開淤結的心情，與鬆綁緊繃的肩頸。

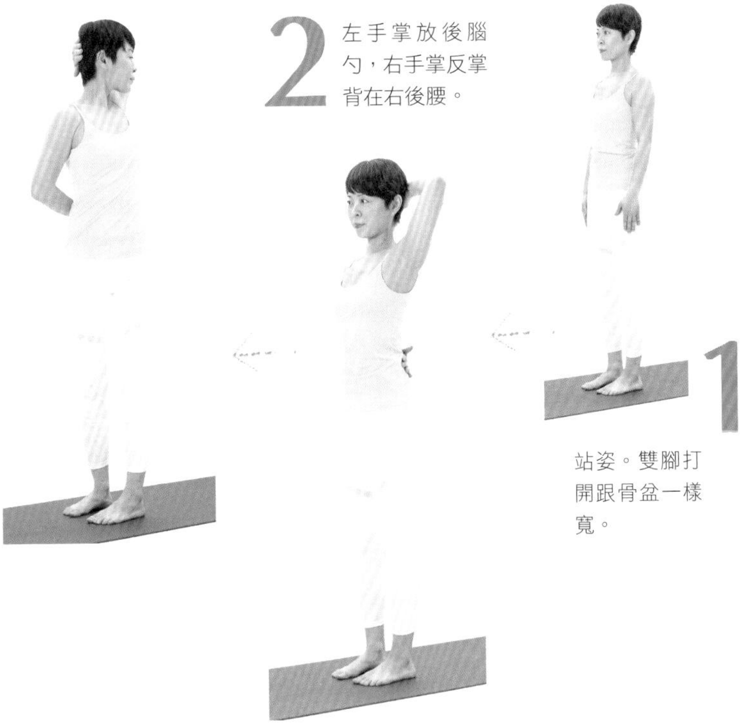

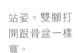

1 站姿。雙腳打開跟骨盆一樣寬。

2 左手掌放後腦勺，右手掌反掌背在右後腰。

3 吸氣。頭腦輕推著左手掌，身體順著一起往左後方轉。

4 吐氣。重複步驟3~4，這樣是一回，一次八回。

5 換邊一樣做八回。

03

站姿捲骨盆

放鬆下背部

久坐跟久站都會造成頸部跟腰部的緊繃，尤其是需要久站的服務業和久坐的上班族。透過深層呼吸可以幫助伸展脊椎和緊繃的肌肉，也能讓頸部跟腰部放鬆。

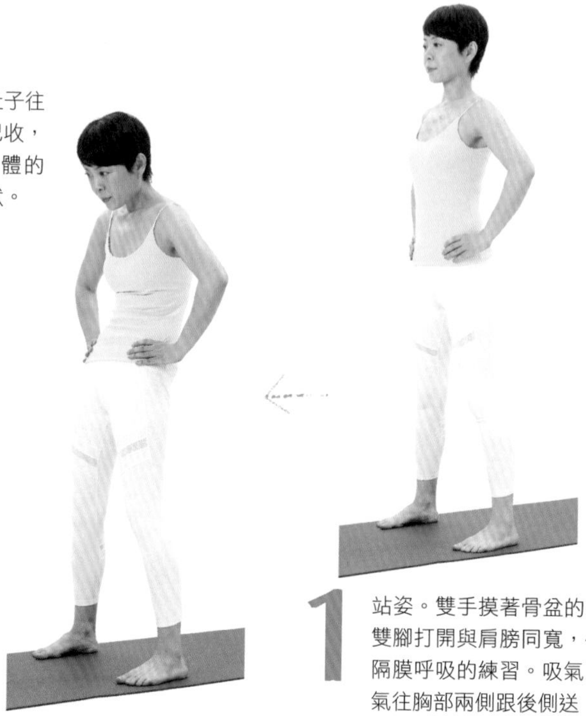

1 站姿。雙手摸著骨盆的前側，雙腳打開與肩膀同寬，使用橫隔膜呼吸的練習。吸氣，把空氣往胸部兩側跟後側送。

2 吐氣。捲骨盆同時肚子往脊椎的方向挖，下巴收，輕輕的拱背，讓身體的背部成一個C的形狀。

3 吸氣，再回到站姿，吐氣，重複步驟2~3，這樣是一回，一次八回。

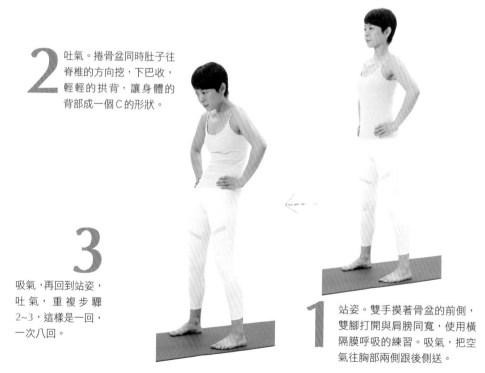

04

小球除腰痠

消除腰部痠痛、緊繃

骨盆承受著上半身的重量，造成腰痠的問題常常在於骨盆歪斜與緊繃，或是工作壓力過大，造成情緒緊繃，運用小球與身體的重量，就可以幫助放鬆薦椎與頸椎，改善腰痠問題。

1 躺姿，雙腳踩 90 度，雙膝蓋朝向正上方，讓小球放在骨盆後方的正中央，薦椎處，停留八個呼吸。

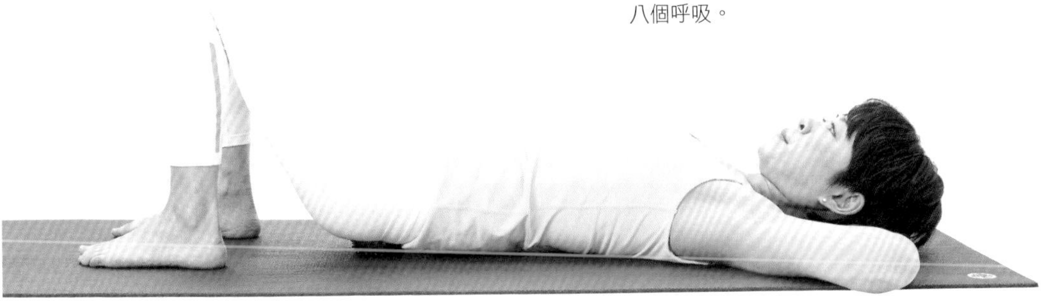

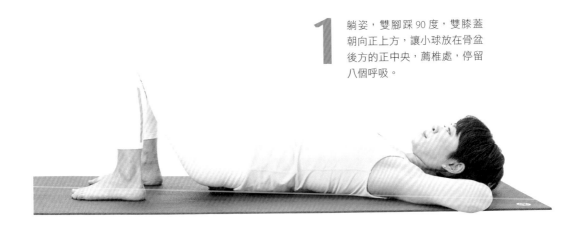

2 輕輕地左右移動骨盆，讓小球按摩薦椎後側。

05

變化嬰兒式

促進腸道蠕動

生活緊張、節奏快，造成骨盆前側與下背的緊繃也是造成消化不良、腸道蠕動不良的原因之一。這個動作利用小球與呼吸作用，產生腹內壓，可以幫助促進腸道蠕動，改善下背、腰痛與腸道問題。

1 採金剛跪姿。讓小球放在骨盆前側鼠蹊處。

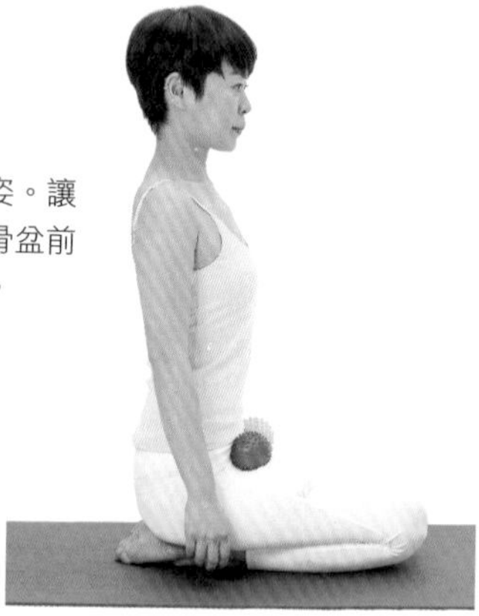

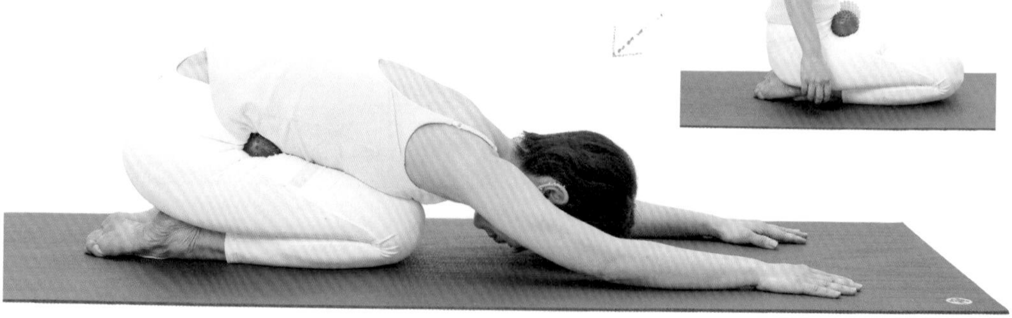

2 吸氣預備。吐氣，讓身體往前到嬰兒式。停留在這樣的嬰兒式三分鐘。在這三分鐘裡面，專注在自己的呼吸，把注意力放回到骨盆前側或是骨盆後側下背處。

06

坐姿拉拉腳

消除腰痠背痛、雙腳腫脹

坐在辦公桌前一整天，幾乎是現代人的寫照了。坐久了讓屁股變大，下肢水腫、雙腳腫脹，更是造成腰痠背痛的主要原因，所以平常坐在椅子上感到腿部腫漲時，就可以試試看這樣拉拉腳伸展臀部後側，幫助筋膜伸展唷。

1

採坐姿。左腳翹到右腳膝蓋的上方，如果有小球，可以把小球放到翹腳的那側臀部，幫助深層的筋膜伸展。

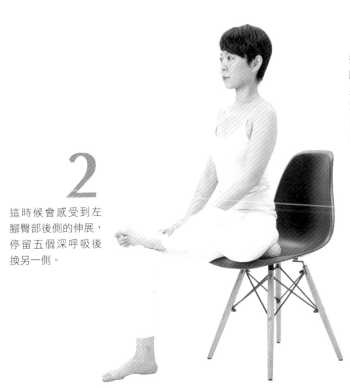

2

這時候會感受到左腳臀部後側的伸展，停留五個深呼吸後換另一側。

07

夾球深呼吸

消除背部緊繃、胸悶

壓力大時經常感到胸悶，有一塊大石頭壓在胸部的感覺，讓人呼吸不順暢，背部也會感到緊繃。其實胸悶、背部緊繃其實都和腋窩下的緊繃有關，讓我們一起來練習做這個 CP 值超高的鍛鍊動作吧。

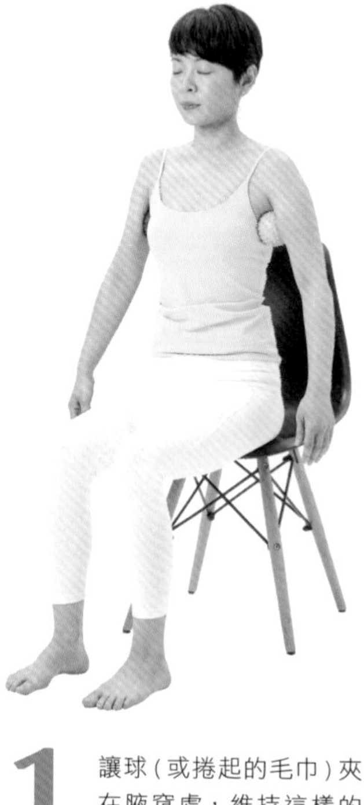

1 讓球（或捲起的毛巾）夾在腋窩處，維持這樣的姿勢五個深呼吸。

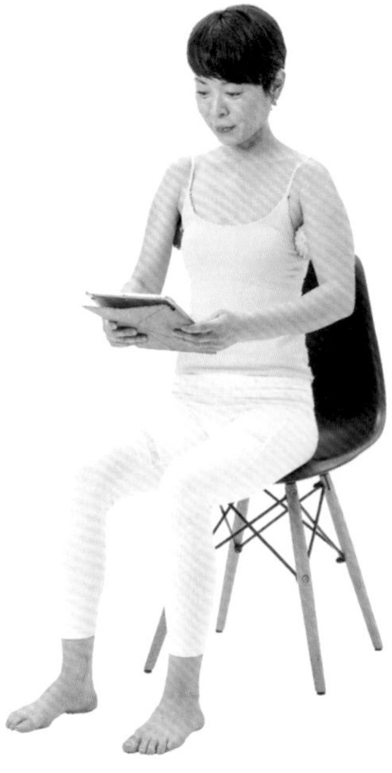

2 這個動作就是辦公室的日常。隨時都可做，也可以一邊做，一邊打電腦、按手機、看資料等。

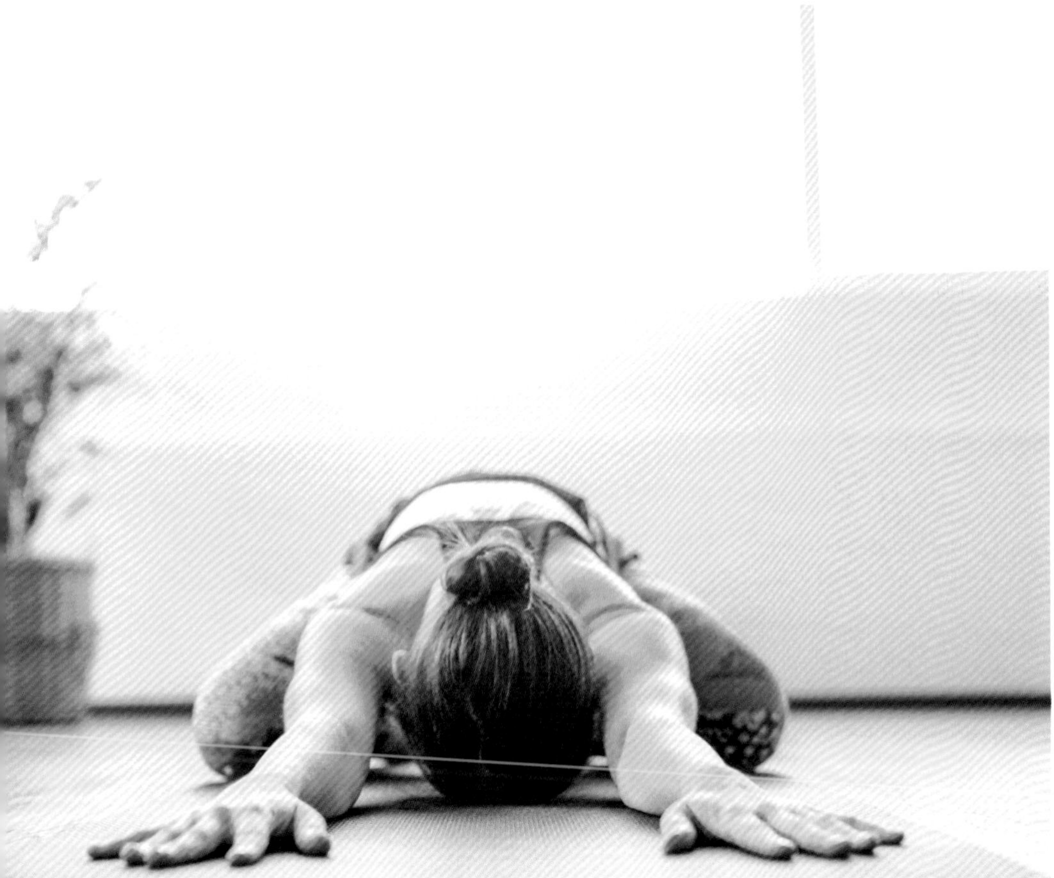

附錄

骨盆回正 七日居家鍛鍊套餐

透過按摩球來幫助放鬆 骨盆周圍深層筋膜

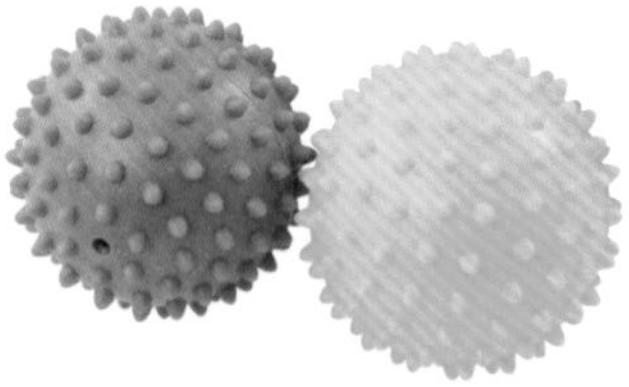

感謝「趣運動」贊助
Fun Sport FunSport 肌靈靈－深層筋膜療癒球。

我們設計了這一整套七天居家的自我骨盆修復課程，
讓大家可以在家裡自己練習。

Part1 周一～周三

“這三天，主要著重在身體從內到外的放鬆”

初階訓練課程

放鬆骨盆周圍肌肉群

第一天到第三天，先放鬆骨盆周圍的肌肉與筋膜，透過按摩小球先放鬆骨盆後側跟薦椎處，再用「躺姿拉臀部」，來伸展臀部肌群跟深層的梨狀肌，將小球持續在薦椎處，往前伸展拉長骨盆前側，最後，轉到趴姿，透過身體的重量來按摩恥骨周圍深層處。

掃描 QR CODE
看老師的示範影片

這四天，我們重新的
自我調整與鍛鍊骨盆與
身體的平衡協調性

Part2
周四～周日

進階訓練課程

鍛鍊、平衡骨盆兩邊的肌肉群彈力

第四天到第七天，我們要開始訓練骨盆周圍的深層肌力與穩定度，輕踩按摩球讓整個足底筋膜可以得到全面的放鬆，然後身體一節一節的捲脊椎前彎，加上肚子微微的往內收，誘發淺前線與深前線，有順序的前彎，拉長身體的背部與脊椎的放鬆。在骨盆與脊椎的穩定下全身動態的伸展、訓練深層核心肌群練習、平衡兩邊歪斜的骨盆。

掃描 QR CODE
看老師的示範影片

結語

每天睡前花個五分鐘，透過這五分鐘就只是安靜地與自己的身體連結，相信一星期後，你會發現那個全新的自己。

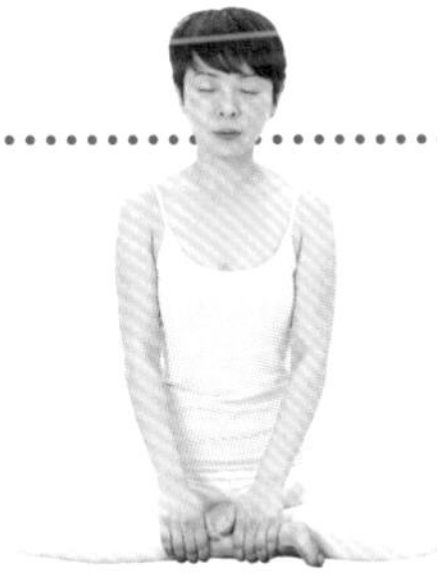

骨盆回正・療癒身心的練習帖 / 王羽暄著 . -- 初版 . -- 新北市
: 幸福文化出版 : 遠足文化發行 , 2019.08
ISBN 978-957-8683-56-3(平裝)
1. 瑜伽 2. 骨盆 3. 健康法
411.15　　108008858

好健康 0HDA0017

骨盆回正

療癒身心的練習帖

作　　者：王羽暄
主　　編：黃佳燕
攝　　影：24 OPEN PHOTO STUDIO
封面設計：三人制創
內頁設計：三人制創
內頁編排：王氏研創藝術有限公司
印　　務：黃禮賢、李孟儒

出版總監：黃文慧
副 總 編：梁淑玲、林麗文
主　　編：蕭歆儀、黃佳燕、賴秉薇
行銷企劃：林彥伶、朱妍靜

社　　長：郭重興
發行人兼出版總監：曾大福
出　　版：幸福文化 / 遠足文化事業股份有限公司
地　　址：231 新北市新店區民權路 108-1 號 8 樓網
址：https://www.facebook.com/
happinessbookrep/
電　　話：(02) 2218-1417
傳　　真：(02) 2218-8057

發　　行：遠足文化事業股份有限公司
地　　址：231 新北市新店區民權路 108-2 號 9 樓
電　　話：(02) 2218-1417
傳　　真：(02) 2218-1142
電　　郵：service@bookrep.com.tw
郵撥帳號：19504465
客服電話：0800-221-029
網　　址：www.bookrep.com.tw

法律顧問：華洋法律事務所 蘇文生律師
印　　刷：通南印刷股份有限公司
電　　話：(02) 2265-1491

初版一刷：西元 2019 年 8 月
初版六刷：西元 2020 年 8 月
定　　價：380 元

感謝服裝提供 /asana 瑜珈服

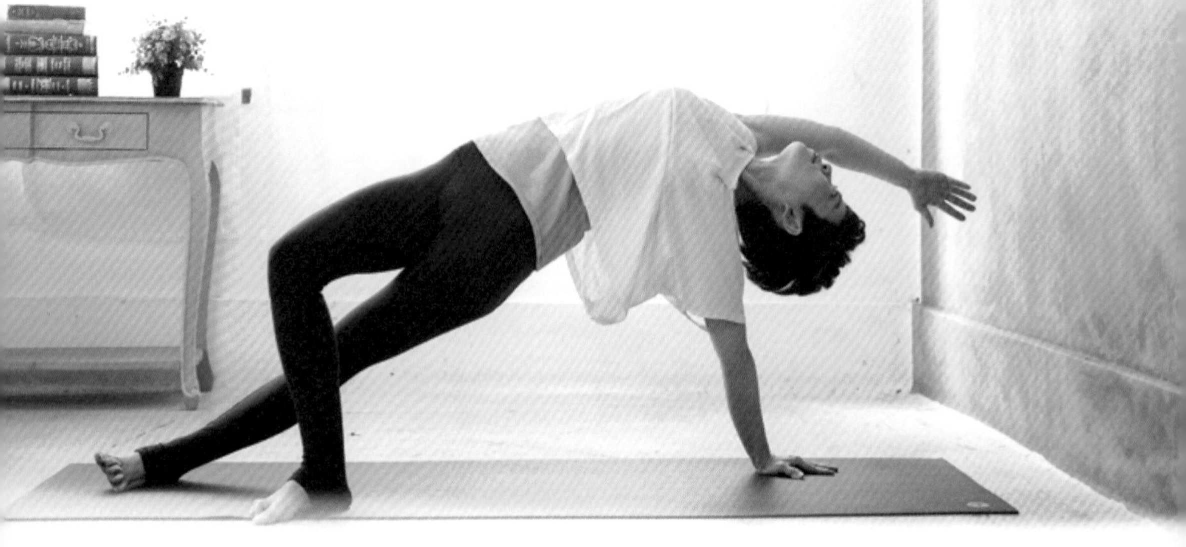